Schmoller/Meyer
Asthma
Mehr wissen –
besser verstehen

Zu den Autoren:

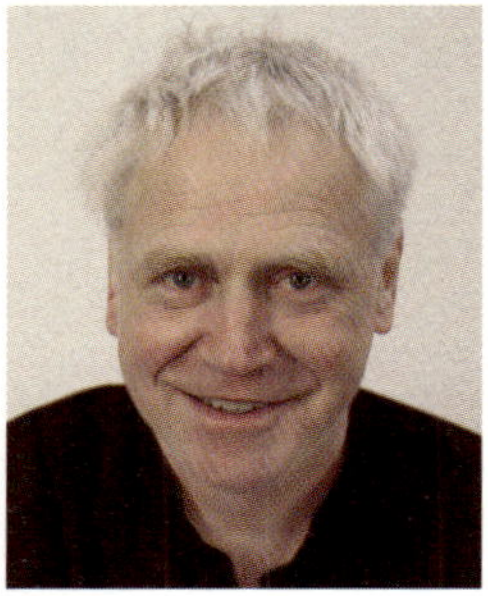

Dr. med. Tibor Schmoller ist Facharzt für Lungen- und Bronchialheilkunde, Allergologie und Innere Medizin. Er war klinisch und wissenschaftlich an der University of California, San Diego und am Universitätskrankenhaus Hamburg-Eppendorf tätig. Seit 1987 arbeitet er in eigener Praxis in Hamburg. Er hat bereits mehrere medizinische Ratgeber zum Thema Atemwegserkrankungen publiziert.

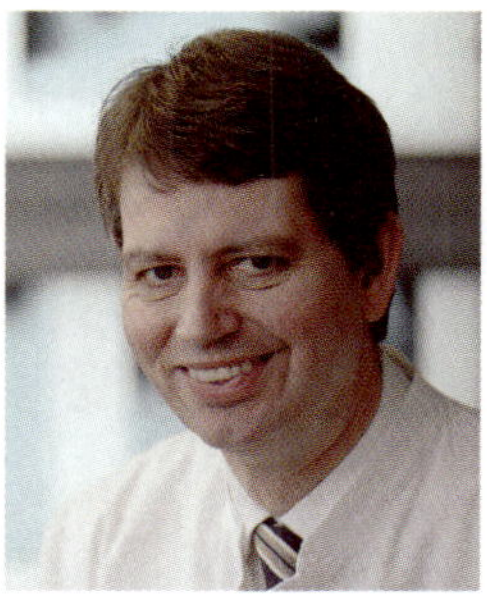

Priv.-Doz. Dr. med. Andreas Meyer ist Internist, Allergologe und Pneumologe. Seit 2004 leitet er als Chefarzt die Klinik für Pneumologie (Lungen- und Bronchialheilkunde, Allergologie, Umweltmedizin, Zentrum für Schlaf- und Beatmungsmedizin) in den Kliniken Mariahilf, Mönchengladbach.

Dr. med. Tibor Schmoller
Priv.-Doz. Dr. med. Andreas Meyer

Asthma
Mehr wissen – besser verstehen

- Alles über Auslöser, Formen und die wirksamsten Therapien

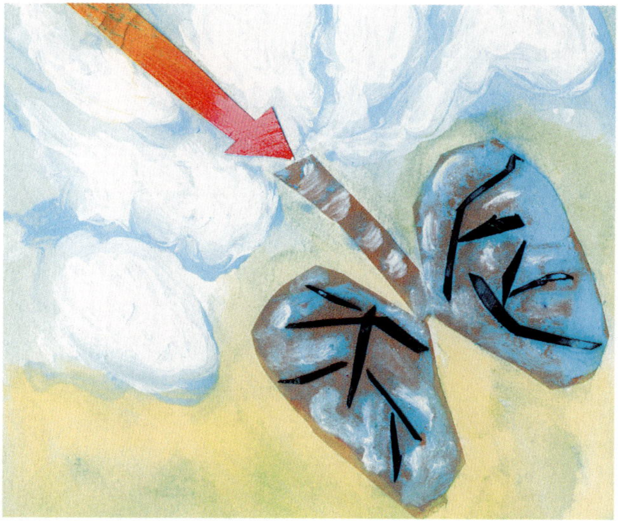

TRIAS

Inhalt

Symptome

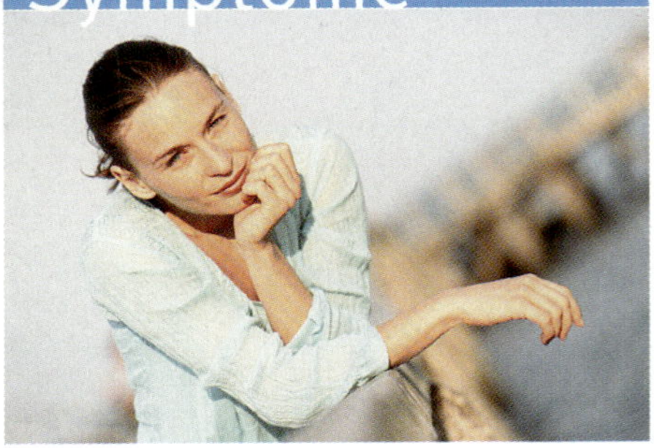

Diagnose

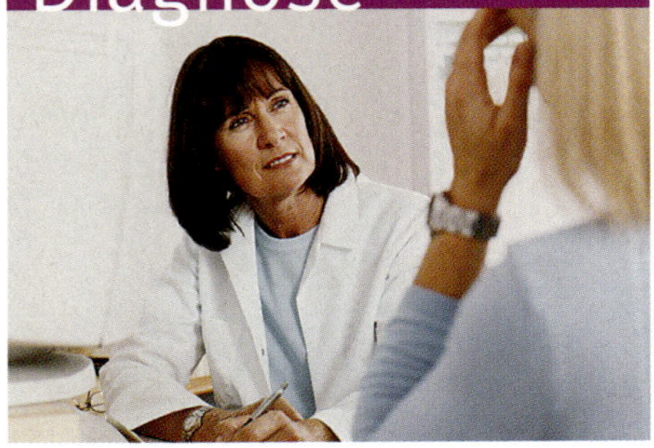

Ursachen

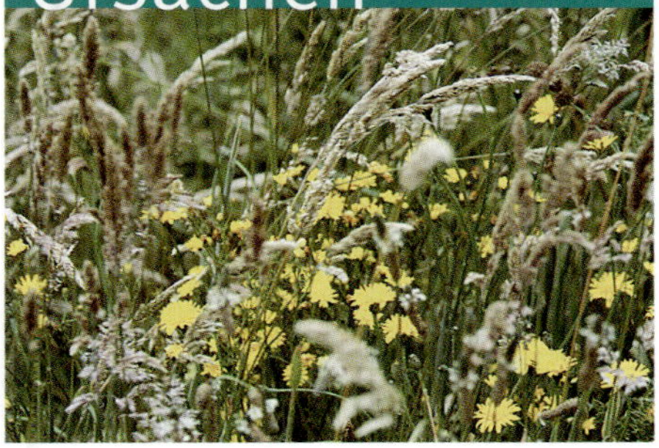

Therapie

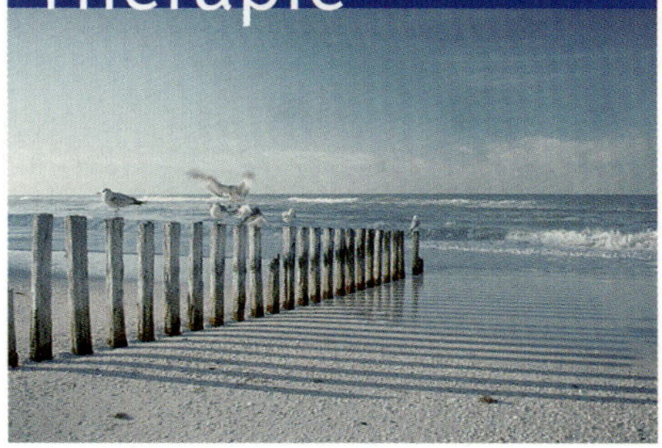

Inhalt

Therapie

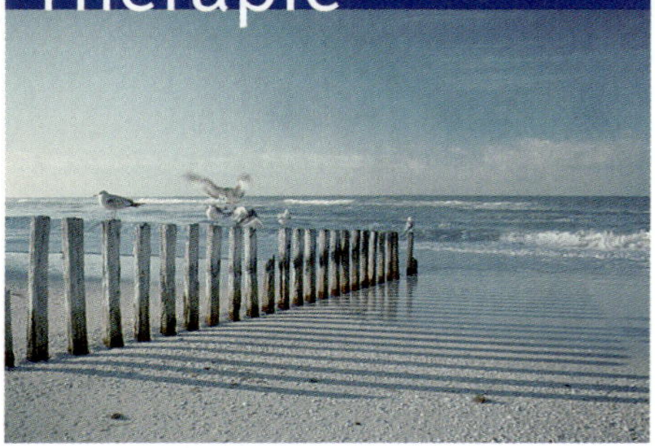

Selbsthilfe

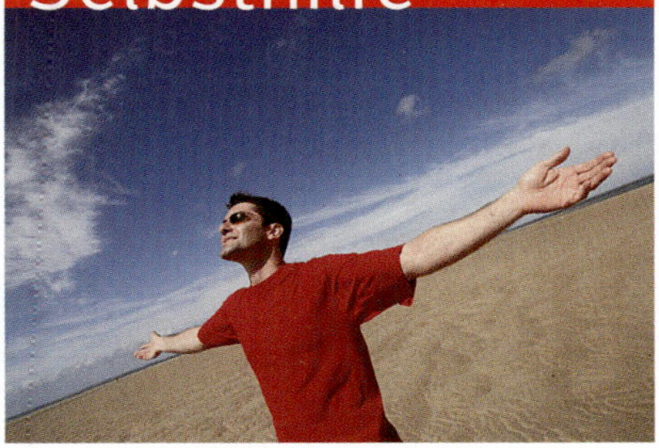

Zu diesem Buch

Als Arzt muss man immer wieder feststellen, dass bei der Beratung von Patienten mit Asthma auch ein langes Gespräch nicht ausreicht, alle wichtigen Fragen und Zusammenhänge der Erkrankung zu klären. Der oft wechselhafte Verlauf von Asthma erfordert andererseits vom Patienten gute Kenntnisse über Ursachen und Auslöser sowie über vorbeugende Maßnahmen. Zahlreiche wissenschaftliche Untersuchungen konnten belegen, dass ein entsprechender Lernprozess die Prognose der eigenen Asthmaerkrankung entscheidend verbessert. Durch die Lektüre dieses Buches werden Sie verstehen, was beim Asthma passiert und wie Sie einen drohenden Anfall rechtzeitig erkennen können. Darüber hinaus erfahren Sie, wie die einzelnen Asthmamedikamente wirken und wie Sie Ihre Therapie stufenweise den Beschwerden anpassen können. Dadurch wird Ihnen eine aktive Mitarbeit bei der Kontrolle und Behandlung Ihres Asthmas ermöglicht.

Lassen Sie Ihre Lungenfunktion in regelmäßigen Abständen vom Hausarzt oder Lungenfacharzt kontrollieren. Erfolg und Misserfolg aller therapeutischen Maßnahmen sollten mit Ihrem Arzt besprochen und in einem Tagebuch protokolliert werden. Vergessen Sie dabei nie, dass die Therapie mit Medikamenten nur der eine, Ihre Lebensführung der andere Teil der Asthmabehandlung ist. Dazu gehören vorbeugende Maßnahmen ebenso wie sportliche Betätigung und Wahrnehmung von Asthmaschulungen.

Dieser Ratgeber ist zudem als Informationshilfe für Eltern asthmakranker Kinder gedacht. Auch alle jene finden darin umfassende Erläuterungen, die – angeregt durch den Kontakt mit Asthmatikern im Familien-, Freundes- oder Bekanntenkreis sowie im beruflichen Umfeld – mehr über die Erkrankung wissen möchten. So soll das Buch beispielsweise Lehrer und Erzieher im Umgang mit asthmakranken Kindern unterstützen.

Wir hoffen, dass die hier zusammengetragenen Erkenntnisse auch allen ärztlich tätigen Kolleginnen und Kollegen bei der Betreuung von Asthmapatienten und insbesondere bei der Durchführung von Asthmaschulungen wie den bundesweiten NASA-Schulungen im Rahmen der Disease-Management-Programme (DMP) dienlich sein können. Für Anregungen und Verbesserungsvorschläge sind wir dankbar. Bitte schreiben Sie uns auch, wenn Sie Fragen haben und sich noch mehr Aufklärung oder Information wünschen.

Hamburg, April 2007 Tibor Schmoller, Andreas Meyer

Symptome

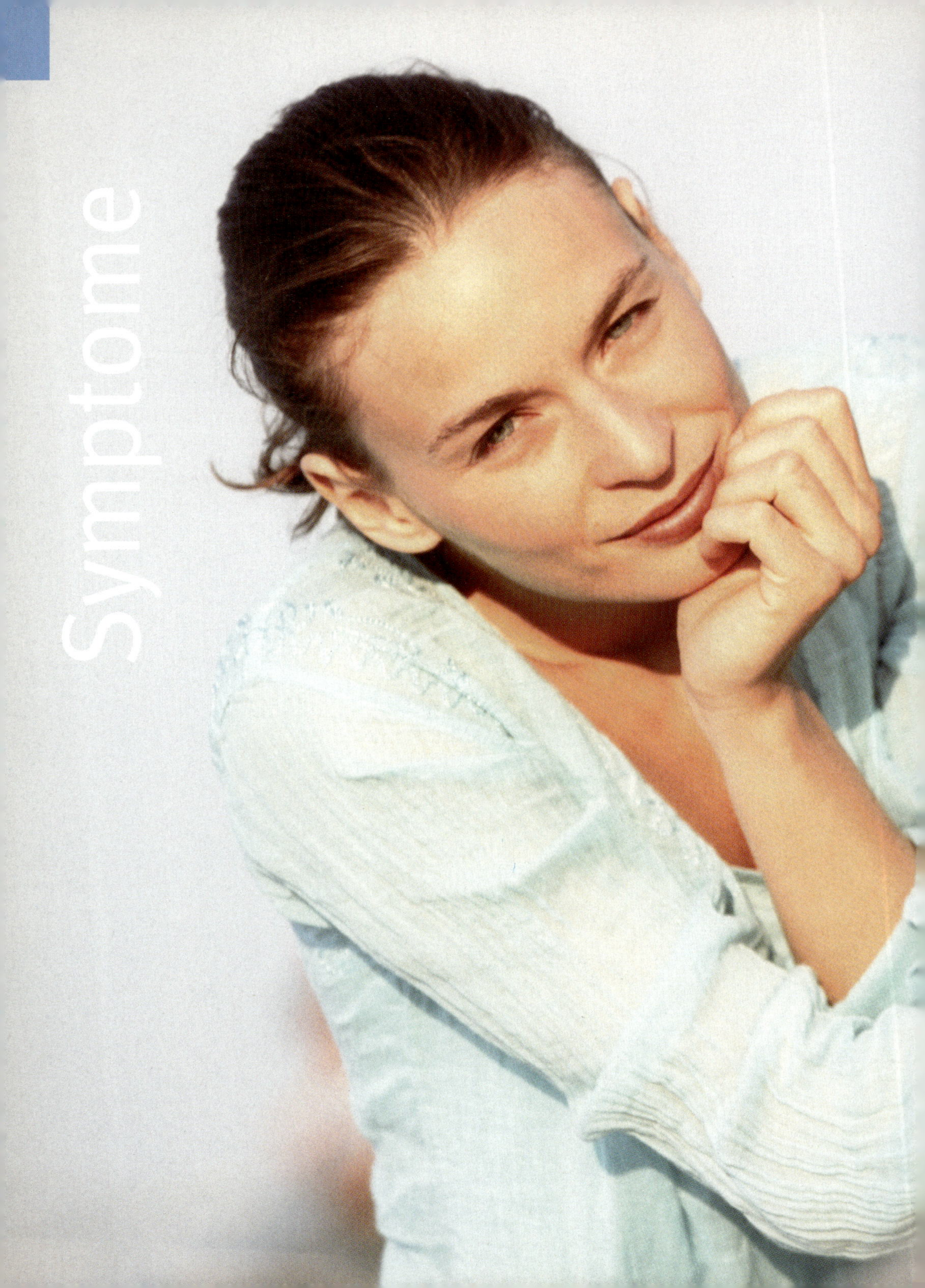

Wie zeigt sich Asthma?

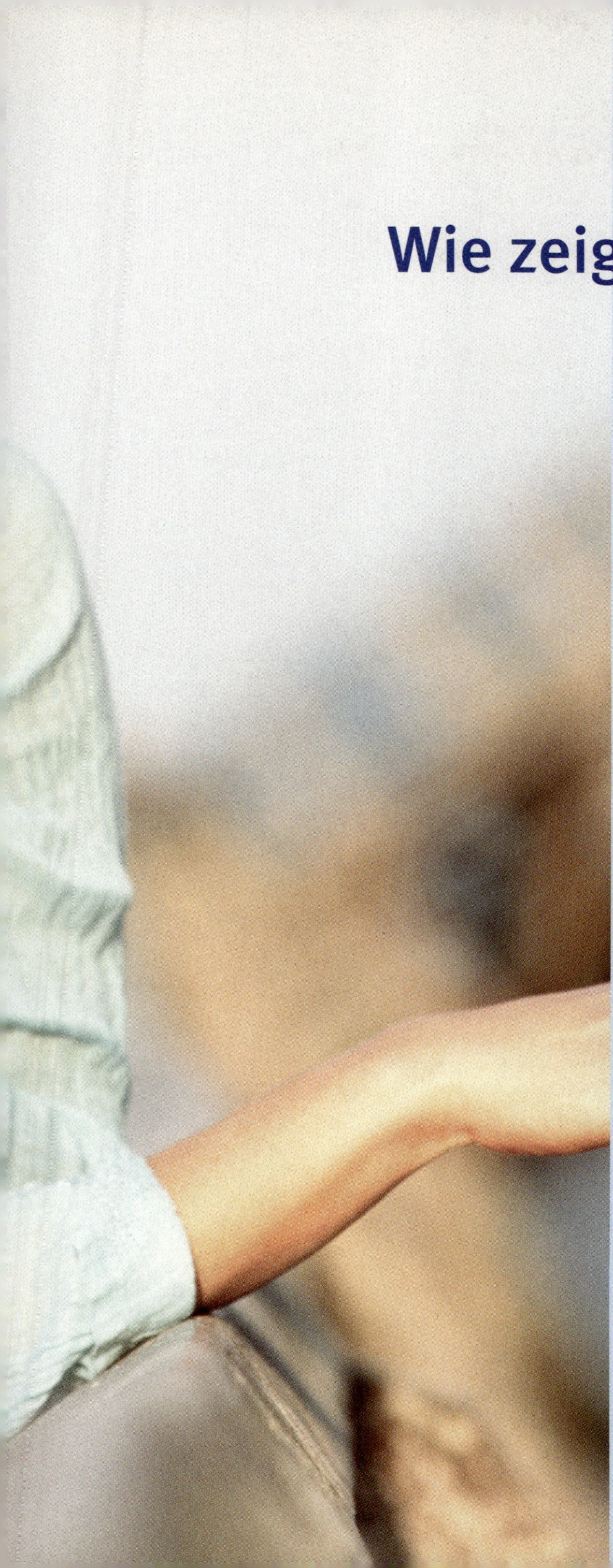

Was sind typische Asthmabeschwerden? Wann und warum entsteht Luftnot? Wie funktioniert eigentlich unsere Lunge? Warum und wie entsteht Asthma? Um diese und weitere Fragen geht es im ersten Kapitel.

Was ist Asthma?

Unter Asthma bronchiale – im Folgenden auch nur Asthma genannt – versteht man eine chronische Entzündung der Atemwege, die durch eine Verengung und gleichzeitige Überempfindlichkeit der Bronchien gekennzeichnet ist. Dabei ist typisch für Asthma, dass sich die Bronchialverengung spontan oder unter Behandlung bessert, d. h. sie ist rückbildungsfähig.

An der asthmatischen Entzündungsreaktion der Atemwege sind viele verschiedene Entzündungszellen beteiligt, deren chemische Überträger- und Botenstoffe den Entzündungsprozess unterhalten oder verstärken. Ursache ist die Inhalation von Reizstoffen oder Allergie auslösenden Substanzen (Allergene) aus unserer direkten Umgebung. Äußere Faktoren wie Umwelteinflüsse und eine erbliche Veranlagung begünstigen die Entstehung von Asthma.

INFO

Ursachen der Bronchialverengung

- Verkrampfung der Muskulatur der Bronchialwand,
- Schwellung der Schleimhaut der Bronchien und
- vermehrte Schleimproduktion in den Atemwegen.

Oft tritt Asthma anfallsartig auf sowie verstärkt während der Nacht oder am frühen Morgen. Allergische Reize wie z. B. Pollen oder Tierhaare aber auch nicht allergische Reize wie z. B. Zigarettenrauch oder Bronchialinfekte können Asthma auslösen oder verstärken.

Krankheitszeichen

Die verengten Atemwege erschweren die Atmung, insbesondere die Ausatmung. Die Luft muss aus der Lunge geradezu herausgepresst werden. Die in den engen Bronchien erhöhte Luftströmung verursacht pfeifende Atemgeräusche. Neben diesem Pfeifen oder »Giemen« sind Reizhusten und Luftnot typische Asthma-Beschwerden. Meist wird – bedingt durch die Entzündung – auch verstärkt zähflüssiger Bronchialschleim gebildet, der sich nur schwer abhusten lässt. Einige Betroffene leiden zu Beginn der Erkrankung lediglich an einem störenden Reizhusten.

INFO

Typische Asthmabeschwerden

- Luftnot und Kurzatmigkeit
- Husten
- pfeifende Atemgeräusche
- glasig-zäher Auswurf
- Engegefühl in der Brust
- verminderte Belastbarkeit
- Abgeschlagenheit

Nächtliches Asthma

Von nächtlichem Asthma spricht man, wenn die Beschwerden während der Nacht oder am frühen Morgen auftreten. Das ist bei mehr als 90 % der unbehandelten Asthmatiker der Fall. Als Ursache des nächtlichen Asthmas werden Hormonverschiebungen im Tag-Nacht-Rhythmus, nächtliches Verschlucken von zurückfließendem Magensaft sowie erblich bedingte Veränderungen der Betarezeptoren (siehe S. 25) diskutiert.

Wie entsteht die Atemnot bei Asthma?

Der Transport von Luft durch die engen Atemwege erhöht die Atemarbeit und führt im Falle eines schweren Asthmaanfalls auch zu einem Mangel an Sauerstoff im Blut. Diese Vorgänge verursachen das subjektive Gefühl der Atemnot, das sich bei Erschöpfung der Atemmuskulatur bis zur Todesangst steigern kann.

Entstehung der Atemnot bei Asthma

Verengung der Bronchien

↓

Behinderung der Luftströmung

↓

erschwerte Atmung

↓

Gefühl der Luftnot

↓

Erschöpfung der Atemmuskulatur

↓

Todesangst

INFO

Was bedeutet bronchiale Hyperreagibilität?

Bronchiale Überempfindlichkeit (bronchiale Hyperreagibilität, BHR) ist ein wesentliches Merkmal jeder Asthmaerkrankung. Sie entsteht durch die Entzündung der Bronchialschleimhaut. Bereits geringe Reize können zu einer Bronchialverengung führen. 15 % der Bevölkerung leiden an einer BHR, aber nur die Hälfte dieser Patienten leiden tatsächlich an Asthma. Noch ist nicht völlig geklärt, ob die BHR beim Nichtasthmatiker als Vorstufe zum Asthma zu werten ist. Besonders ausgeprägt ist bronchiale Überempfindlichkeit bei Kindern. Typische Beschwerden sind Reizhusten oder Luftnot z. B. bei körperlicher Belastung in kalter Luft.

Asthmatiker weisen immer eine BHR auf. Bei Nichtasthmatikern kann die BHR z. B. durch Schadstoffexposition (Rauch, Kälte, Chlorwasser) oder nach einem bronchialen Infekt bzw. einer Lungenentzündung auftreten. Die Diagnose einer BHR gelingt durch Messung der Lungenfunktion mit Hilfe des inhalativen Reiz- oder Provokationstests (siehe S. 37).

Wie häufig ist Asthma und wodurch wird es ausgelöst?

Man schätzt, dass in den westlichen Industrieländern ca. 5 % der Erwachsenen und 10–13 % aller Kinder an Asthma erkranken. Obgleich die Asthmabeschwerden – besonders bei Allergikern – oft bereits im Kindes- und Jugendalter beginnen, kann die Erkrankung in jedem Alter einsetzen. Insgesamt leiden in Deutschland ca. 6 Millionen Menschen an dieser Erkrankung.

Weltweit nimmt Asthma zu, ohne dass bisher klare Ursachen ausgemacht werden konnten. Man diskutiert Umweltfaktoren wie erhöhte Konzentration von Luftschadstoffen und Passivrauchen, auch veränderte Lebens- und Ernährungsgewohnheiten. Die moderne Bauweise von Häusern mit verbesserter Wärmeisolation und verminderter Raumbelüftung sowie die Zunahme von Innenraumallergenen und -schadstoffen in industrialisierten Ländern tragen möglicherweise mit zur steigenden Anzahl von Asthmakranken bei. Bei mehr als 20.000 verschiedenen Stoffen und Substanzen hat man bisher eine Allergie auslösende Wirkung festgestellt. Studien aus Neuseeland und Australien machen Einflüsse durch verändertes Raumklima und wachsende Hausstaubmilbenbelastung in gut isolierten, jedoch unzureichend belüfteten Häusern verantwortlich.

Andere Studien zeigen, dass mütterliches Rauchen die Entstehung von Asthma begünstigt. Kinder mit vermindertem Geburtsgewicht infolge mütterlicher Rauchgewohnheiten tragen ein höheres Risiko, Asthmatiker zu werden. Neuere Untersuchungen sprechen dafür, dass bestimmte bakterielle Infekte im Säuglings- und Kleinkindalter – offenbar durch Stärkung des Immunsystems – der Entstehung von Allergien entgegenwirken, während bestimmte Virusinfekte, z. B. durch Rhino- oder Adenoviren, sowie bakterielle Infekte durch Chlamydien und Mykoplasmen die Entwicklung asthmatischer Erkrankungen begünstigen.

INFO

Bestehen geografische Unterschiede?

In einer Studie an über 460 000 13–14-jährigen Kindern, die in den Jahren 1992–1996 durchgeführt wurde, konnte gezeigt werden, dass die Asthmahäufigkeit ein West-Ost- sowie ein Nord-Süd-Gefälle erkennen lässt. Die niedrigste Anzahl asthmakranker Kinder fand sich in Äthiopien, Indien, Albanien und Russland (1,9–4,4 %), die höchste in Großbritannien, Schottland, Australien, Neuseeland, Kanada und den USA (24,6–36,7 %). Erhebliche Unterschiede fanden sich auch in den europäischen Ländern, z. B. Griechenland (3,7 %), Italien (8,9 %) und Deutschland (13,8 %). Diese Befunde unterstützen die Vermutung, dass in Staaten mit geringerer Hygiene und überwiegender Agrarstruktur weniger Menschen an Allergien und Asthma erkranken als in typischen westlichen Industriestaaten.

Das Risiko, an Asthma zu erkranken, erhöht sich offenbar bei westlicher Lebensweise. Der hier übliche vermehrte Konsum an ungesättigten Fettsäuren in der Nahrung fördert die Produktion des für die Allergiebereitschaft wichtigen Eiweißkörpers Immunglobulin E (IgE). Der erhöhte Kontakt mit bestimmten Infektionserregern in den Kinderhorten der DDR hatte andererseits zu einer verbesserten Immunität mit einer verminderten Anfälligkeit für Allergien geführt.

Wird Asthma vererbt?

Untersuchungen aus der Genforschung haben ergeben, dass bestimmte Anlagen für Asthma auf unterschiedlichen Genorten der Chromosomen verankert sind. Besonders bei allergischem Asthma ist eine erbliche Veranlagung nachgewiesen. Zwillingsstudien und die familiäre Häufung allergischer Erkrankungen belegen diese genetische Disposition. Sie besagt, dass das Risiko, an Asthma zu erkranken, steigt, wenn bereits Vater, Mutter oder andere direkte Blutsverwandte an Allergien oder Asthma leiden.

Was ist eigentlich eine Allergie?

Eine allergische Reaktion ist dadurch gekennzeichnet, dass das körpereigene Abwehr- bzw. Immunsystem auf bestimmte Stoffe unserer Umwelt, die für den gesunden Menschen harmlos sind, übersteigert antwortet und dadurch im Körper unerwünschte Reaktionen auslöst.

Ein Allergiker wehrt Stoffe ab, die für Nichtallergiker völlig harmlos sind. Zuvor muss der Allergiker jedoch eine Phase durchlaufen, in der er für diesen bestimmten Stoff (z. B. Roggenpollen) empfindlich gemacht wird. Man spricht von Sensibilisierung. Sie geschieht unbemerkt und führt zur Bildung von Antikörpern.

INFO

Wie hoch ist das familiäre Allergierisiko?

Die folgenden Werte zeigen das Allergierisiko eines Kindes bei entsprechender Vorbelastung anderer Familienmitglieder.

- beide Eltern gesund: 5–15 %
- ein Elternteil mit Allergie: 20–40 %
- ein Geschwisterkind mit Allergie: 25–35 %
- beide Eltern Allergiker: 60–80 %

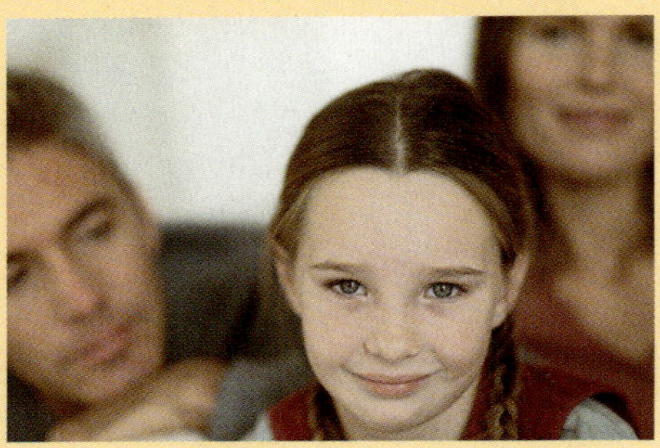

Welche Rolle spielen Umweltschadstoffe?

Die geografischen Unterschiede sprechen dafür, dass der westliche Lebensstil ein erheblicher Risikofaktor für die Entstehung von Asthma ist, während bestimmte Arten der Luftverschmutzung (z. B. Schwefeloxide) sowie schlechtere Lebensbedingungen wenig Einfluss auf die Asthma- und Allergiehäufigkeit haben. Es ist sogar zu vermuten, dass einfache Lebensbedingungen die körpereigene Abwehr gegenüber Asthma und Allergien eher stärken. Luftschadstoffe wie Stickoxide und Ozon sowie in der Luft enthaltene Schwebstäube, die so genannten partikulären Luftschadstoffe, scheinen andererseits die Entstehung von Asthma und Allergien zu begünstigen oder bereits bestehende Allergien zu verstärken.

Asthma ist keine »moderne« Erkrankung. Bereits vor 4000 Jahren war diese Form der Atemnot bekannt, wie die Lektüre alter chinesischer Medizinbücher beweist. Doch niemals konnte sie besser behandelt werden als heute.

Typische Luftschadstoffe, die Asthma fördern sind (nach Ring u. Wenning 2004):

- Stickoxide, Ozon
- Tabakrauch (in Innenräumen)
- atmosphärische Schwebstäube (in Außenluft)
- Dieselrußpartikel

In Zusammenhang mit dem starken Anstieg allergischer Asthmaerkrankungen wird vor allem die Rolle der Umweltfaktoren diskutiert. In unserer Umwelt – bedingt durch die fortschreitende Industrialisierung – lassen sich in zunehmendem Maß schädliche Stoffe, insbesondere auch Chemikalien, nachweisen, die das ökologische Gleichgewicht stören und dabei zu einer Gefahr für Pflanzen, Tiere und Menschen werden. Nach Untersuchungen der US-amerikanischen Umweltbehörde (Environmental Protection Agency, EPA) kommen in unserem alltäglichen Umfeld mehr als 60 000 (!) Chemikalien vor. Etwa 13 000 sind Bestandteile von Pflanzenschutzmitteln, Arzneien, Kosmetika und Lebensmitteln. Es konnte gezeigt werden, dass auch primär nicht allergisierende Stoffgemische Allergien verstärken können.

Obwohl Umweltschadstoffe nicht kritiklos als alleinige Erklärung für die Zunahme von Allergien herangezogen werden sollten, sind Zusammenhänge mit einer Verstärkung oder Auslösung von Allergien (z. B. bei der Pollenallergie) eindeutig nachgewiesen.

INFO

Warum nehmen Allergien weltweit zu?

Folgende Faktoren sind vermutlich für die weltweite Zunahme von Allergien mitverantwortlich:

- Zunahme der Allergenexposition (in der Außenluft und in Innenräumen)
- Auftreten neuer Allergene und Schadstoffe
- Allergiefördernde Wirkung von Umweltverunreinigungen
- geringere Stimulation des frühkindlichen Körperabwehrsystems (z. B. übertriebene Hygiene, weniger Infektionen und Parasiten)
- westlicher Lebensstil

(nach Ring u. Wenning 2004)

Ist Asthma heilbar?

Asthma bronchiale basiert auf einem chronischen, also andauernden Entzündungsprozess der Atemwege. Es ist eher wahrscheinlich, dass die Erkrankung im Lauf der Zeit nicht verschwindet. Bei kindlichem Asthma verlieren sich die Beschwerden spontan in 40–60 % der Fälle im zweiten Lebensjahrzehnt. Bei Erwachsenen ist eine spontane, vollständige Rückbildung der Symptome in maximal 20 % der Fälle zu erwarten. Ohne Behandlung bleibt die Entzündungsreaktion der Atemwege zumeist bestehen oder verstärkt sich sogar. Unter umsichtiger Kontrolle und regelmäßiger medikamentöser Therapie jedoch sind sowohl Lebenserwartung als auch Lebensqualität in der Regel nicht wesentlich eingeschränkt. Ein gut eingestellter Asthmatiker wird glücklicherweise nur selten daran erinnert, dass seine Atemwege überempfindlich reagieren. Bei den meisten Patienten ist die körperliche Leistungsfähigkeit nicht beeinträchtigt. Es gibt sogar viele Leistungssportler mit Asthma.

Wichtig ist, dass Sie selbst in der Lage sind, den Zustand Ihrer Bronchien zu beurteilen. Seien Sie ehrlich sich selbst gegenüber.

Schämen Sie sich nicht Ihrer Erkrankung, sondern bekennen Sie sich dazu, Asthmatiker zu sein. Versuchen Sie auch nicht mit scheinbarem Mut, die Beschwerden zu ertragen, nur um Medikamente einzusparen. Benutzen Sie Ihr Peak-Flow-Meter (siehe S. 91), solange Sie nicht völlig beschwerdefrei sind, und sprechen Sie mit Ihrem Arzt über die Ergebnisse.

Jeder Mensch hat irgendein »schwaches Organ«. Die einen beklagen Migräne, die nächsten Verdauungsprobleme, andere müssen mit ihren überempfindlichen Bronchien bzw. Asthma leben. Letzteres betrifft etwa 10 % der Gesamtbevölkerung dieser Welt.

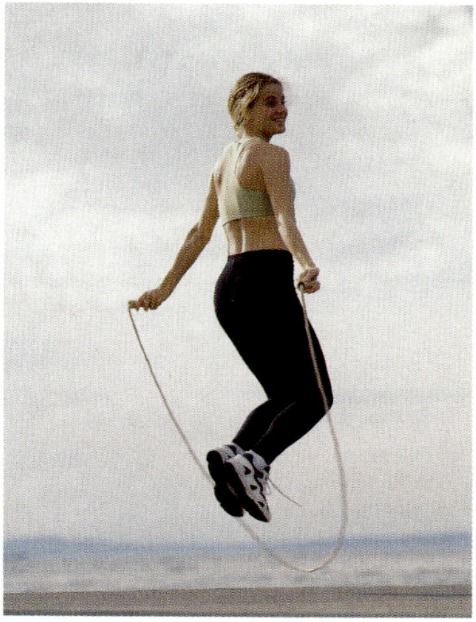

▲ Aufgrund der heute verfügbaren medikamentösen Therapie ist Asthma in der Regel sehr gut zu kontrollieren und ein Leben ohne wesentliche Einschränkungen möglich.

Die Sterblichkeit bei Asthma

Erfreulicherweise hat in Deutschland die Therapie mit inhalativen Corticoiden zu einer Abnahme der schweren Asthmaanfälle sowie der Asthmasterblichkeit geführt. In den letzten zehn Jahren sind ein Drittel weniger Patienten durch Asthma verstorben, das heißt, die Asthmasterblichkeit liegt jetzt bei ca. 4000 Patienten pro Jahr. Die Mehrzahl solcher Todesfälle ließe sich vermeiden, wenn Patienten besser informiert wären oder sie die Behandlungsempfehlungen ihres Arztes gewissenhafter befolgten. Tödliche Komplikationen durch Asthma sind am häufigsten bei Betroffenen über 55 Jahre, weil im höheren Alter oft zusätzliche Erkrankungen auftreten. Gerade für diese Patientengruppe gilt: Kenntnisse über die individuelle medikamentöse Behandlung ihrer Erkrankung, deren konsequente Einhaltung und die Anwendung vorbeugender Maßnahmen senken das Risiko von Komplikationen.

Wie funktionieren Atemwege und Lunge?

Wenn man etwas über die Anatomie unserer Atemwege weiß, wird man auch die krank machenden Abläufe bei Asthma besser verstehen.

Wie sehen die Atemwege aus?

Vom Mund-Rachen- und Nasen-Rachen-Raum gelangt man über den Kehlkopf zu den zentralen Atemwegen. Diese sind röhrenförmig ausgebildet. Sie beginnen direkt hinter der Stimmritze des Kehlkopfs mit der Luftröhre. Die Luftröhre wird vorn aus halbmondförmigen Knorpelspangen und hinten aus einer Muskelschicht gebildet. Innen ist sie mit einer Schleimhaut ausgekleidet. Die Luftröhre gabelt sich in zwei Hauptäste, die wiederum Knorpel und spiralförmig angeordnete Muskulatur enthalten und als Stammbronchien bezeichnet werden.

Diese Stammbronchien teilen sich entsprechend der Anzahl der Lungenlappen in die Lappenbronchien und weiter in die Segmentbronchien auf. Diese teilen sich gleichmäßig immer weiter, um schließlich in kleine knorpelfreie Bronchien, die so genannten Bronchiolen zu münden. Nach weiteren Teilungen münden diese sehr kleinen Atemwege in die traubenförmig angelegten Lungenbläschen, die Alveolen.

Die Bronchiolen werden außen von spiralförmigen, glatten Muskelfasern umschlossen, innen kleidet sie eine Schleimhautschicht aus. In der obersten Schicht dieser Schleimhaut, dem so genannten Bronchialepithel, befinden sich Drüsenzellen (Becherzellen), die Bronchialsekret produzieren. Seine Aufgabe ist

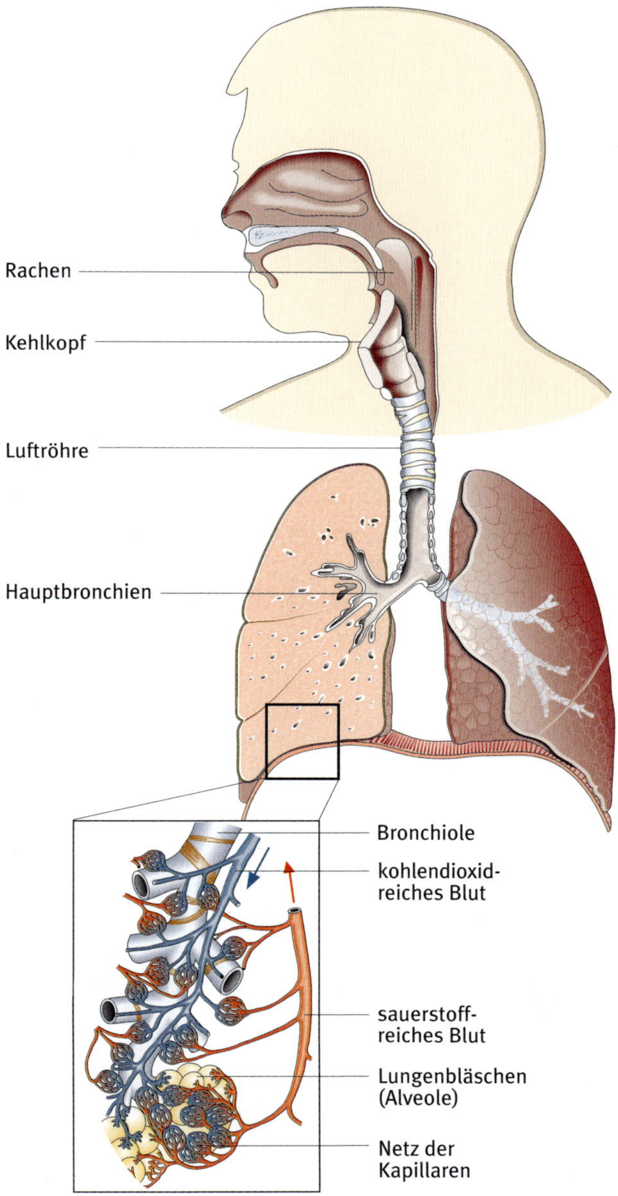

◀ Der Aufbau und die Form der Lunge sind durch die beiden großen Bronchien (rechter und linker Stammbronchus) vorgegeben, die aus der Aufzweigung der Luftröhre entstehen. Diese beiden großen Bronchien verzweigen sich, ähnlich wie die Äste eines Baumes, immer weiter in feinere Zweige, die auch Bronchiolen genannt werden und bis zu 1 mm dünn sein können. Deshalb wird das gesamte System der Bronchien mit seinen vielen Verzweigungen auch Bronchialbaum genannt.

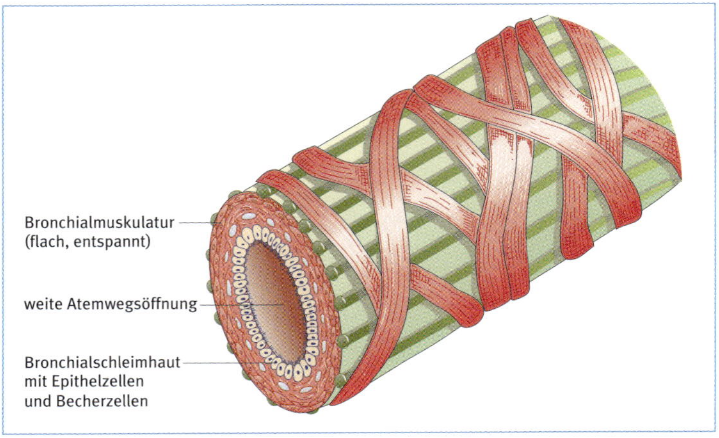

▶ Querschnitt durch einen gesunden Bronchus.

es, die Oberfläche der Atemwege anzufeuchten und mit einem Schutzfilm zu überziehen. Andere Zellen tragen auf ihrer Oberfläche winzig kleine Härchen (Flimmerhärchen oder Zilien), die rhythmisch und schnell mundwärts schlagen und dadurch den auf der Schleimhaut befindlichen Bronchialschleim zusammen mit den abgelagerten Staubteilchen wellenförmig in Richtung Mund-Rachen-Raum transportieren.

Eine fortwährende Belastung der Bronchialschleimhaut durch Zigarettenrauch führt zu einer Funktionseinschränkung oder

▼ Flimmerhärchen der Atemwegsschleimhaut. Links bei einem Nichtraucher, rechts geschädigt durch Zigarettenrauch (elektronenmikroskopische Aufnahme von Prof. K. Morgenroth).

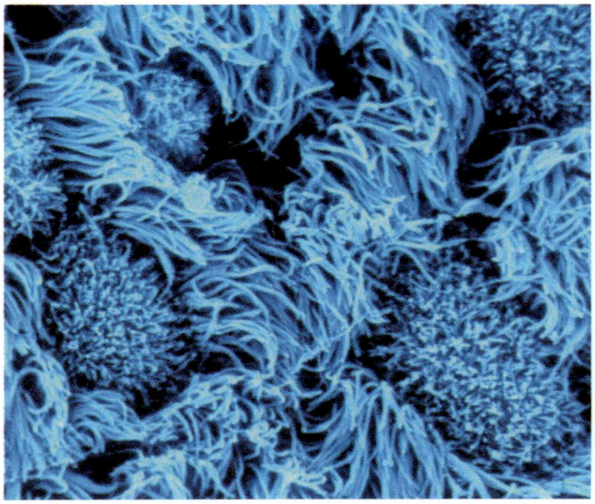

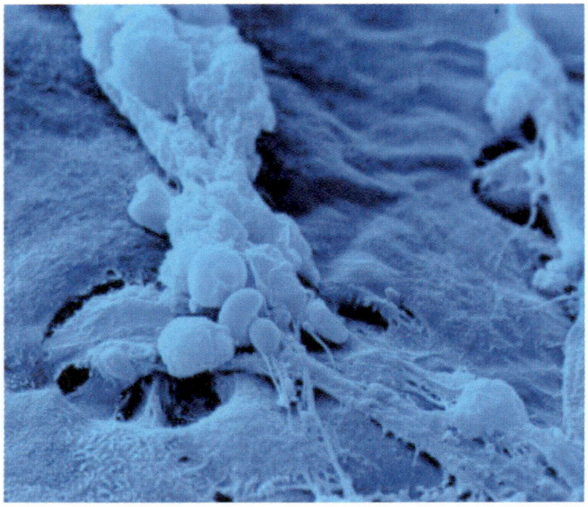

Zerstörung der für den Schleimtransport notwendigen Flimmerhärchen sowie zu einer Vermehrung der Schleim bildenden Becherzellen. Die Abbildungen der gesunden und der durch Zigarettenrauch geschädigten Bronchialschleimhaut lassen erahnen, wie die bronchiale Empfindlichkeit eines Asthmakranken durch Zigarettenrauch noch verstärkt wird.

Die Aufgaben der Lunge

Die Lunge ist das Atmungsorgan des Menschen. Ihre Hauptaufgabe ist es, Sauerstoff (O_2) aus der Luft aufzunehmen und vom Körper gebildetes Kohlendioxid (CO_2) in die Außenluft abzugeben. Dieser Vorgang der Be- und Entladung des Blutes mit Sauerstoff bzw. Kohlendioxid wird Gasaustausch genannt. Der Transport der Gase erfolgt über die Atemwege, durch die der Sauerstoff beim Einatmen bis zu den Lungenbläschen gelangt.

Die Lungenbläschen sind nur durch eine sehr dünne Haut von den kleinsten Blutgefäßen im menschlichen Körper, den Kapillaren, getrennt. Hier gelangt der mit der Atemluft eingeatmete Sauerstoff ins Blut und von dort in die roten Blutkörperchen, wo er an den roten Blutfarbstoff, das Hämoglobin, gebunden wird. Über die Arterien kommt der Sauerstoff mit den roten Blutkörperchen zu allen Körperorganen, um deren Funktion aufrechtzuerhalten.

In umgekehrter Richtung, also mit der Ausatmung, erfolgt der Abtransport von Kohlendioxid, das als Abfallprodukt der Energiegewinnung überall im Körper bzw. in den Körperzellen entsteht.

Wie die Atmung funktioniert

Zum Ein- und Ausatmen von Luft benötigen wir unsere Atemmuskulatur. Der wichtigste Atemmuskel ist das Zwerchfell, das als große Muskelplatte quer zwischen Brust- und Bauchraum

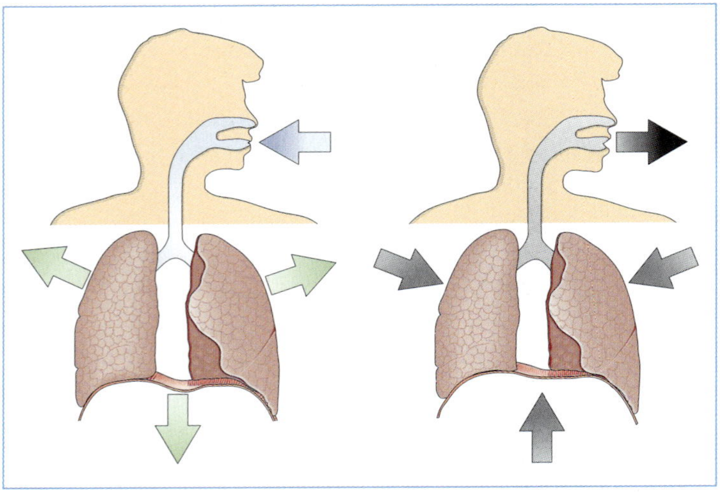

▶ Bewegungen im Brustkorb beim Ein- und Ausatmen: bei Einatmung senkt sich, bei Ausatmung hebt sich der Hauptatemmuskel, das Zwerchfell.

liegt. Zwischenrippenmuskeln, Brust- und Bauchmuskeln sowie verschiedene Muskeln des Schultergürtels helfen bei der Atemarbeit.

Die Atemmuskeln wirken wie eine Pumpe: Beim Einatmen senkt sich das Zwerchfell nach unten in Richtung Bauch, die Schultern und Rippen heben sich leicht. Dadurch werden die Lungenflügel gedehnt, es entsteht ein leichter Unterdruck, sodass Luft in die Lunge einströmen kann. Das Ausatmen geschieht überwiegend passiv durch die Elastizität der Lungenflügel: Vergleichbar mit einem gespannten Gummiband, »schnurrt« die Lunge bei nachlassendem Zug zusammen und entlässt die in ihr befindliche Luft.

Die Atmung wird vorwiegend über zentrale Atemzentren im Gehirn, über Chemorezeptoren in der Aorta sowie den Halsschlagadern sowie über Dehnungsrezeptoren in der Lunge gesteuert. Diese Rezeptoren arbeiten praktisch wie Empfänger oder Fühlkörperchen. So wird ein gleichmäßiges Ein- und Ausatmen erreicht, das den Bedürfnissen (z. B. beim Sport) angepasst ist. Wie stark die Lunge »belüftet« ist, hängt von der Beweglichkeit des

Brustkorbs, von der Kraft der Atemmuskeln, der Dehnbarkeit der Lunge sowie von der Weite der Atemwege ab. Der Übergang des Sauerstoffs in das Blut kann durch Entzündungen in den Lungenbläschen und Kapillaren behindert sein. Bei Asthma führt die Verengung der Bronchien zu einer reduzierten Belüftung der Lunge.

Betarezeptoren: Für die Weite der Atemwege sind die so genannten Betarezeptoren zuständig. Diese »Empfänger« sind überwiegend in der Muskulatur der Bronchien lokalisiert. Wenn sie aktiviert oder stimuliert werden, kommt es über eine Reihe chemischer Reaktionen zu einer Erweiterung der Atemwege. Werden die Rezeptoren hingegen blockiert (z. B. durch die Medikamentengruppe der Betablocker bei Bluthochdruckbehandlung), so verengen sich die Bronchien.

An den Betarezeptoren greift eine große Gruppe von Asthmamedikamenten an, die als Beta-2-Mimetika bezeichnet werden (siehe S. 64). Sie stimulieren die Rezeptoren, was die Atemwege schnell erweitert.

Welche Bedeutung hat die Nasenatmung?

Normalerweise atmen wir über die Nase ein. Dabei hat die Luft direkten Kontakt mit der Nasenschleimhaut und wird gereinigt, befeuchtet und erwärmt. Solange Sie also frei durch Ihre Nase einatmen, bleibt die Atemluft feucht und warm. Bei Mundatmung ist die Luft dagegen kühler, ungefiltert und trocken. Das kann bei Asthmatikern zu Beschwerden führen.

Sollten Sie mit offenem Mund schlafen, könnte dies ein Hinweis auf enge Nasenwege oder Nasenpolypen sein. Bei Kindern ist die Mundatmung der erste Hinweis auf eine vergrößerte Rachenmandel.

Bei gehäuften Nasennebenhöhlenentzündungen und bei Verdacht auf Nasenpolypen sollte ein Hals-Nasen-Ohren-Arzt zurate gezogen werden. Ziel der Behandlung ist die Herstellung und Sicherung einer guten Belüftung und Drainage des Nasennebenhöhlensystems. Die Basisbehandlung besteht immer in abschwellenden und Schleim lösenden Maßnahmen. Darüber hinaus empfiehlt sich eine Stärkung der Infektabwehr (z. B. durch Impfungen oder Einnahme von Multivitaminpräparaten).

Wie sich die Atemwege durch Asthma verändern

Im Anfangsstadium von Asthma ist die Verengung der Atemwege vollständig rückbildungsfähig. Wird Asthma im weiteren Verlauf unzureichend behandelt, entsteht – bedingt durch chronische Entzündungsvorgänge – ein Wandumbau der Atemwege. Es kommt zu einer Vernarbung (Fibrosierung) der Bronchialwand und zu einer Verdickung der Muskulatur. Die Folge: Die Bronchien werden steifer. Ihre Verengung lässt sich durch Medikamente zunehmend schlechter beeinflussen. Die durch Vernarbung dauerhaft verengten Bronchien erhöhen den Widerstand in den Atemwegen. Bei der größtenteils passiven Ausatmung bleibt daher vermehrt Luft in den Lungenbläschen »gefangen«. Man spricht daher von »gefangener Luft«. Dies bedeutet eine zunehmende Druckbelastung der Lungenbläschen oder Alveolen. Die gesunde Lunge enthält ca. 300 Millionen solcher Lungenbläschen, deren Gesamtoberfläche etwa der eines Tennisplatzes entspricht. Über diese Lungenbläschen oder Alveolen wird Sauerstoff aus der eingeatmeten Luft ins Blut aufgenommen und Kohlendioxid in die Ausatemluft abgegeben. Dieser Prozess wird Gasaustausch genannt. Er ist lebenswichtig und Hauptaufgabe unserer Lungen.

Wie bei einem Luftballon, der ständig zu stark aufgeblasen wird, kann durch die erhöhten Atemwegswiderstände eine Überblähung der Lungenbläschen entstehen. Bei schwerem und anhaltendem Asthma können Lungenbläschen nicht nur überdehnt, sondern schließlich auch zerstört werden. Aus vielen Millionen kleinen Lungenbläschen mit einer riesigen Austauschfläche für Sauerstoff und Kohlendioxid entstehen schließlich tausende von größeren Lungenblasen mit einer nur noch kleinen Oberfläche zur Aufnahme von Sauerstoff. Die für den Gasaustausch zur Verfügung stehende Fläche schrumpft sozusagen von der Größe eines Tennisplatzes auf die eines Wohnzimmers zusammen. Unter körperlicher Belastung kann nun nicht mehr genügend Sauerstoff aufgenommen werden.

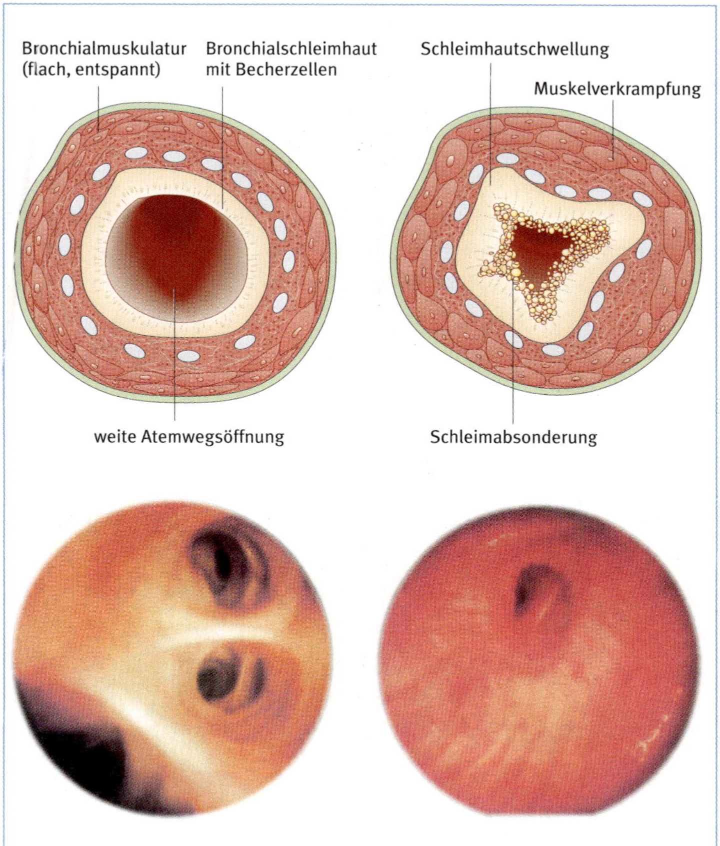

◀ Querschnitt durch gesunden Bronchus (links) und verengten entzündeten Bronchus bei Asthma: Rechts: Als Zeichen der Entzündung findet sich bei der Lungenspiegelung eine deutliche Rötung der Bronchialschleimhaut. Die oberste Zellschicht (Epithel) ist teilweise zerstört. Das darunter liegende Gewebe ist von Entzündungszellen durchsetzt (Fotos: Dr. G. Jelke).

Diese strukturellen Veränderungen der Lunge werden als Lungenemphysem bezeichnet. Es findet sich in typischer Weise bei der chronischen Bronchitis des Rauchers. Auch beim Asthmatiker sind diese Umbauvorgänge des Lungengewebes möglich, jedoch meist nur bei sehr schweren Formen.

Diagnose

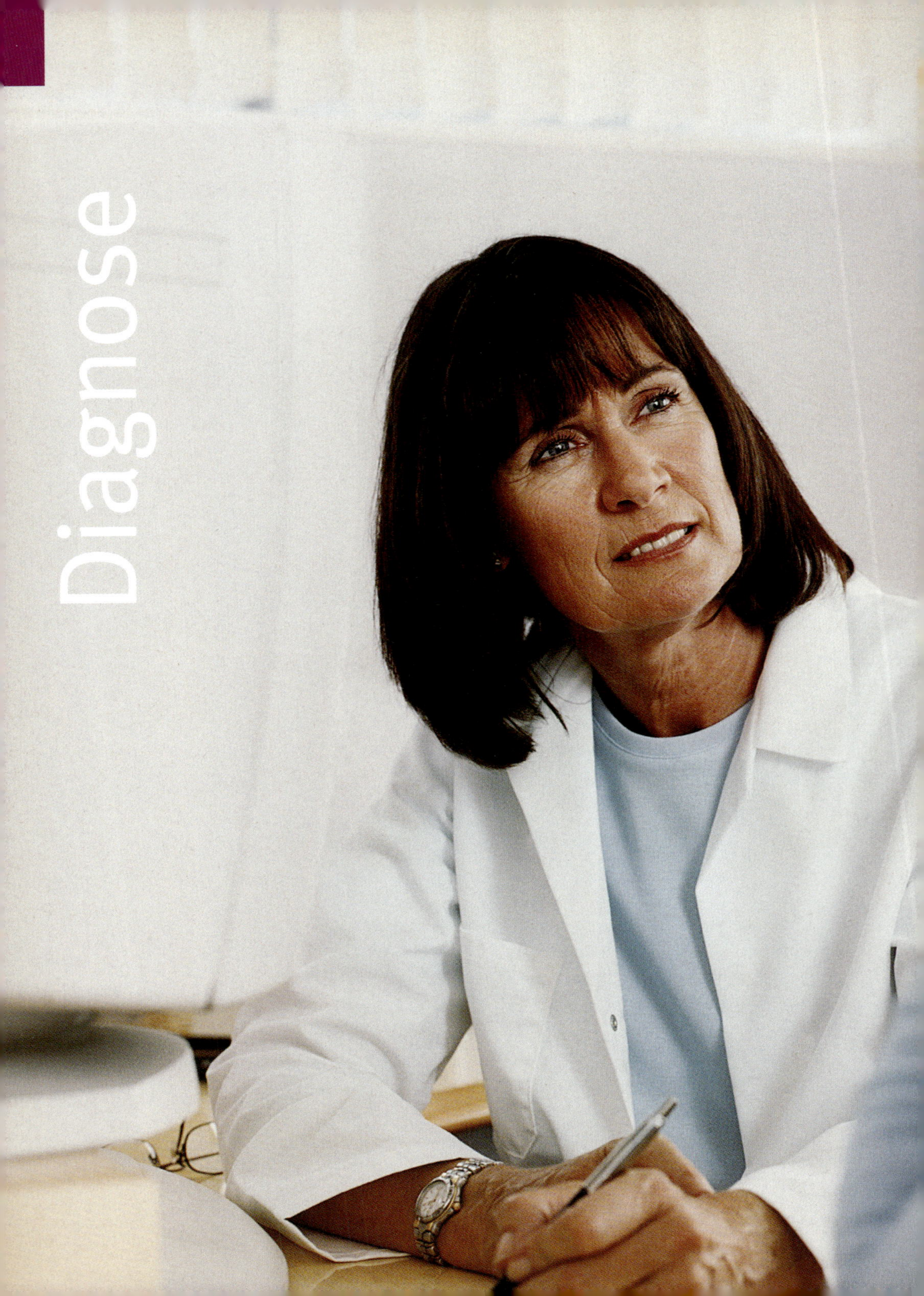

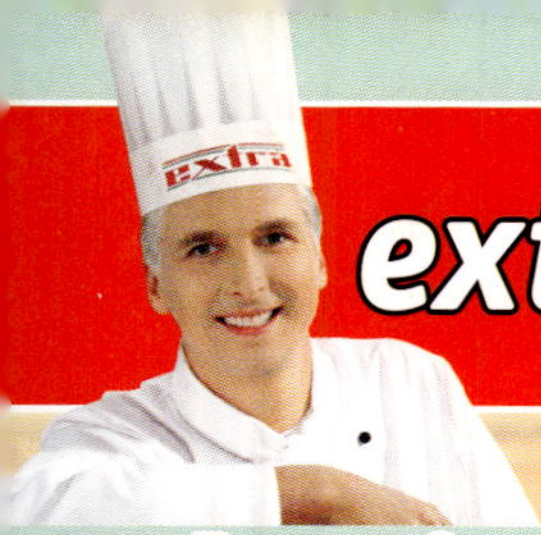

extra Rezept der Woche

Fleisch

Thai-Frikadellen

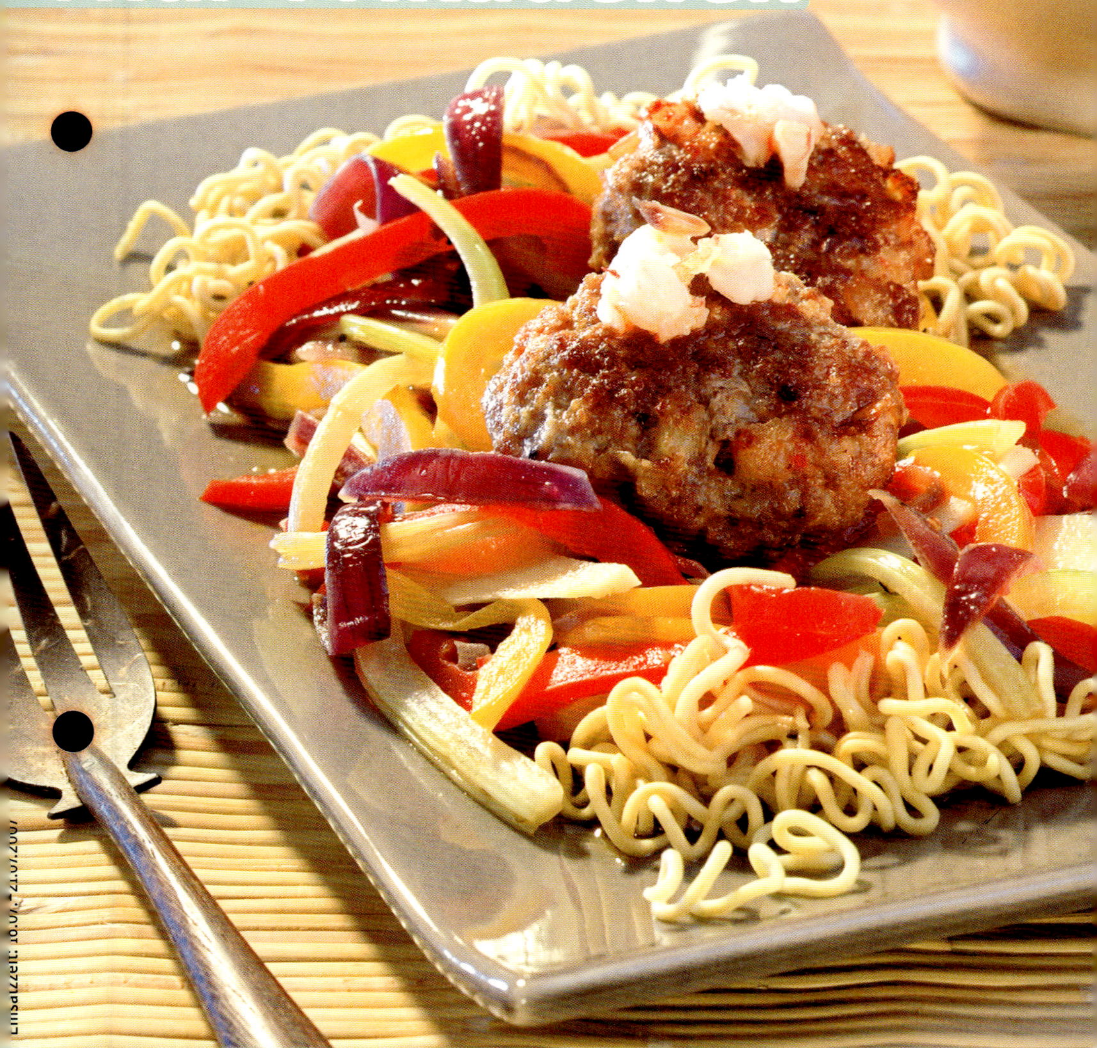

Einsatzzeit: 16.07. - 21.07.2007

extra

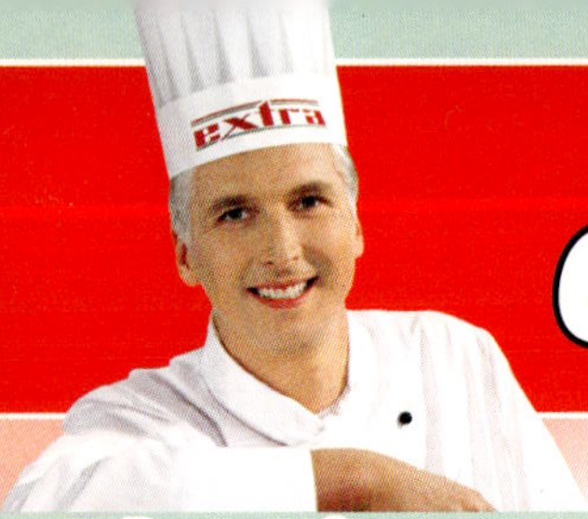

extra Rezept der Woche

Thai-Frikadellen

ZUTATEN (für 4 Portionen):
Für die Frikadellen: 2 Knoblauchzehen, 200 g küchenfertige Garnelen, 1 EL geriebener Ingwer, 500 g Schweinehackfleisch, 1 Ei, 2 EL Paniermehl, Salz, Pfeffer
Für das Gemüse: je 1 rote und gelbe Paprikaschote, 125 g Staudensellerie, 2 rote Zwiebeln, 2 EL Sesamöl, 1 kleines Glas Bambusschösslinge (370 ml), 150 ml Geflügelbrühe, 1 EL Sojasauce, 3 EL Nam-Pla-Fischsauce, 500 g chinesische Eiernudeln

ZUBEREITUNGSZEIT:
Vorbereitungszeit:
ca. 40 Minuten
Garzeit: ca. 20 Minuten
Schwierigkeitsgrad: mittel
Brennwert: 3945 kJ (936 kcal), 36 g Fett pro Portion

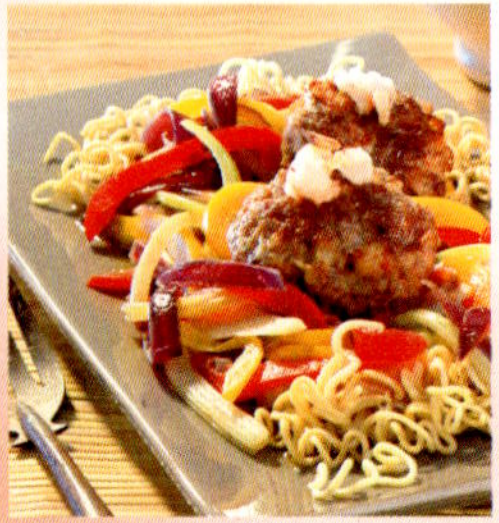

SO GEHT'S: Für die Frikadellen Knoblauch und Garnelen fein hacken. Mit Ingwer, Hackfleisch, Ei und Paniermehl vermischen und mit Salz und Pfeffer würzen. Mit feuchten Händen aus der Masse 8 Frikadellen formen und beiseite stellen. Für das Gemüse Paprikaschoten, Sellerie und Zwiebeln in feine Streifen schneiden. Öl in einer Pfanne erhitzen, Frikadellen bei mittlerer Hitze von jeder Seite ca. 4 Minuten braten, herausnehmen und beiseite stellen. Bambusschösslinge abtropfen lassen und mit vorbereitetem Gemüse im Bratensatz anbraten. Mit Brühe, Sojasauce und Fischsauce ablöschen. Frikadellen dazugeben und bei mittlerer Hitze ca. 5 Minuten garen. Eiernudeln nach Packungsanweisung zubereiten und zu den Thai-Frikadellen mit Gemüse servieren.

Tipp: Als Dessert empfehlen wir einen leckeren Fruchtjoghurt.

Das passt dazu:

Asiatische Salatherzen

SO GEHT'S:
1/2 TL geriebener Ingwer, 1/2 TL abgeriebene Limettenschale, 3 EL Limettensaft, 2 EL Ahornsirup, 2 EL Speiseöl und 5 EL Wasser verrühren und mit Salz und Pfeffer abschmecken. 3 Salatherzen in Streifen schneiden, 2 rote Zwiebeln in Ringe schneiden und mit dem Dressing vermischen. 1 EL Sesam rösten und Salat damit bestreuen.

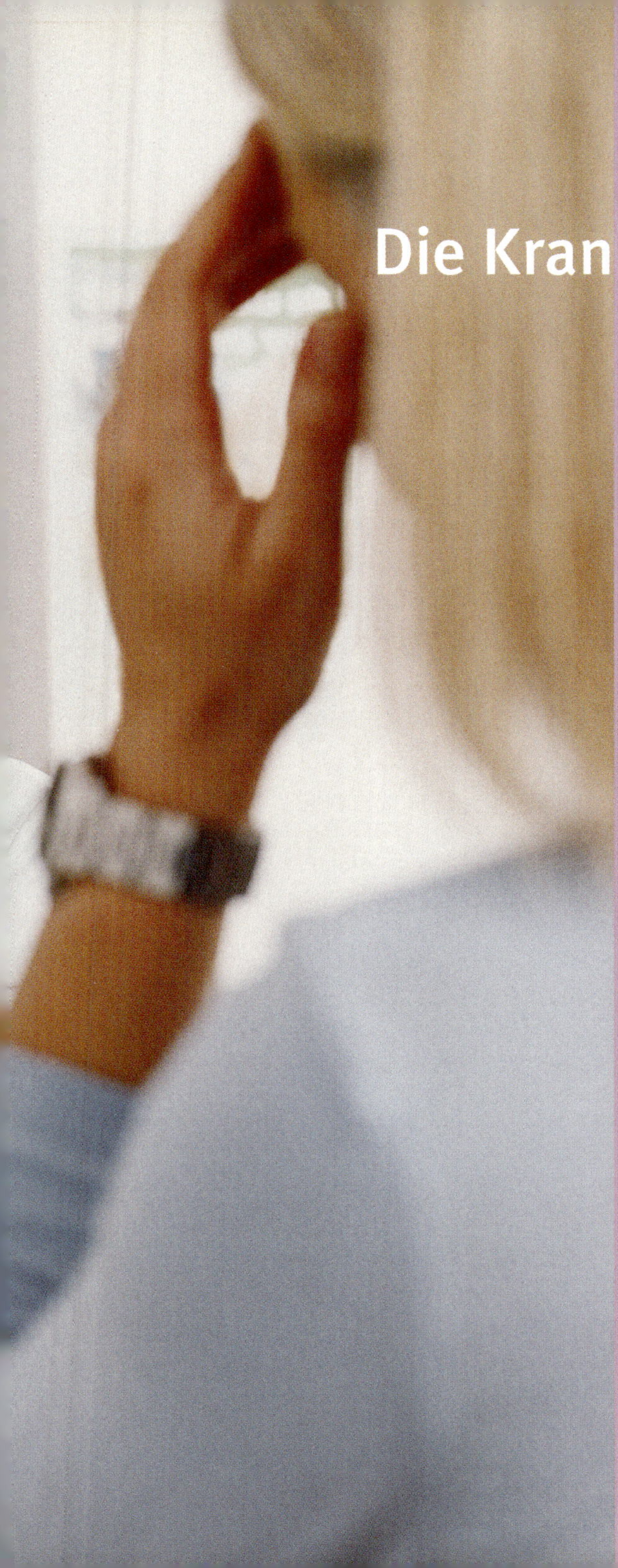

Die Krankheit erkennen

Bei der ärztlichen Untersuchung geht es nicht nur darum festzustellen, ob Sie tatsächlich Asthma haben, sondern auch welcher Schweregrad bei Ihnen vorliegt und vor allem, welche Auslöser Ihr Asthma hervorrufen. Erst wenn diese Fragen geklärt sind, können Sie die genau für Sie passende Therapie erhalten und Ihre Auslöser gezielt meiden.

So stellt der Arzt die Diagnose

Asthma ist nicht immer einfach festzustellen. Eine ausführliche Erhebung der Krankengeschichte, die körperliche Untersuchung sowie die Auswertung technischer Untersuchungsmethoden (s.u.) sind notwendig, um die Diagnose Asthma zu stellen und den Schweregrad der Erkrankung zu bestimmen. Die wichtigsten technischen Maßnahmen zur Feststellung von Asthma sind Lungenfunktion und Allergiediagnostik.

Das erste Gespräch mit Ihrem Arzt

Ihr Arzt kann sich zunächst durch eine ausführliche Befragung (Anamnese) ein Bild von Ihrer Erkrankung machen. Sie ist der erste Schritt zur Diagnosestellung.

Die Anfangssymptome einer Asthmaerkrankung sind von Patient zu Patient ganz unterschiedlich. So kann Asthma mit Reizhusten, Schwierigkeiten beim Ausatmen, Atemnot oder mit pfeifenden Atemgeräuschen beginnen. Die Beschwerden können zu verschiedenen Tageszeiten und in unterschiedlicher Umgebung auftreten. Oft wird eine Überempfindlichkeit der Atemwege als Missempfindung im Brustkorb etwa beim Einatmen von kalter Luft, Küchendünsten oder Parfum sowie bei Temperaturwechsel geschildert. Häufig sind Allergien und Asthma bereits in der Familie aufgetreten. Meist treten die ersten Asthmasymptome in der Nacht auf.

Die körperliche Untersuchung

Mit einem Gerät zum Abhorchen der Lunge (Stethoskop) kann Ihr Arzt meist leicht erkennen, ob die Atemwege verengt sind. In diesem Fall vernimmt er ein pfeifendes Geräusch, das am Ende des Atemmanövers und bei sehr starker und schneller Ausatmung noch deutlicher hörbar ist. Dieses Geräusch bezeichnet der Arzt als Giemen. Das Giemen ist mit dem Stethoskop erst

CHECKLISTE

Was Sie Ihrem Arzt mitteilen sollten

Ihre persönlichen Angaben zur Asthmaerkrankung sind sehr wichtig, damit Ihr Arzt den Schweregrad und Charakter Ihres Asthmas einschätzen kann. Die folgende Auflistung erleichtert Ihnen die Vorbereitung auf das Gespräch mit Ihrem Arzt.

Welche Beschwerden haben Sie?

Husten? Pfeifende Atemgeräusche? Engegefühl im Brustbereich? Luftnot? Bronchialschleim (Auswurf): Menge? Konsistenz? Farbe? Heuschnupfen? Nasennebenhöhlenentzündung? Nasenpolypen? Neurodermitis? Sonstige allergische Beschwerden?

Wann und wo treten die Beschwerden auf?

Ganzjährig mit oder ohne jahreszeitliche Verstärkung (saisonal)? Nur saisonal? Plötzlich? Allmähliche Verschlechterung? Beschwerden: wie lange, wie häufig, eher am Tag oder in der Nacht? Umgebungsabhängig (z. B. in Innenräumen)? Seit wann (Alter)? Im Verlauf gebessert, konstant geblieben oder verschlechtert?

Wie werden die Beschwerden ausgelöst?

Asthma bei Pollenflug? Staubbelastung? Tierkontakt? Am Arbeitsplatz? Durch Zigarettenrauch? Berufliche Schadstoffbelastung (Dämpfe, Rauch, Gase, Chemikalien)? Psychischer Stress? Aspirin? Nahrungsmittel? Klimaveränderungen? Kalte Luft? Körperliche Belastung? Sport? Hormonelle Einflüsse (Periode, Schwangerschaft)? Rückfluss von Magensaft (Reflux)? Sodbrennen? Verstärkt im Liegen?

Gibt es eine häusliche und/oder berufliche Reizstoffbelastung?

Beschaffenheit der Umgebung (Haus/Wohnung/Büro): Neubau oder Altbau? Klimaanlage? Heizung: Öl, offener Kamin, Ofen, Gas, Kerosin? Garten: Kompost?

Wie stark sind die Symptome?

Wie behandelt? Wie häufig Cortison systemisch (Tabletten/Injektionen)? Wie oft krankgeschrieben wegen Asthma? Klinikaufenthalt wegen Asthma? Nächtliches Asthma? Eingeschränkte körperliche oder berufliche Aktivität durch Asthma? Auswirkungen auf Familie und Psyche?

Erhalten Sie familiäre Unterstützung?

Akzeptanz der Erkrankung, der Behandlungspläne? Verhalten bei Asthmaanfall, praktische Hilfestellung?

Sind weitere Familienmitglieder erkrankt?

Gibt es Allergien und/oder Asthma in Ihrer Verwandtschaft?

Wie ist Ihre eigene medizinische Vorgeschichte?

Frühere Lungenerkrankungen? Allergische Erkrankungen? Hautekzem? Nasennebenhöhlenentzündungen? Magen-Darm-Erkrankungen? Refluxkrankheit?

dann wahrnehmbar, wenn mindestens 25 % der Atemwege verengt sind. Dies bedeutet, dass ein Viertel der Lunge nicht mehr einwandfrei arbeitet. Bei langjährigem, unzureichend behandeltem Asthma oder bei einem schweren Asthmaanfall kann das Atemgeräusch abgeschwächt und somit kaum wahrnehmbar sein. Der Arzt spricht dann von einer »stillen Lunge«.

CHECKLISTE

Asthma-Diagnoseverfahren im Überblick

Die folgende Auflistung nennt alle Diagnoseverfahren, die einem Lungenfacharzt zur Verfügung stehen. Die einzelnen Methoden werden auf den nächsten Seiten genau beschrieben.

- Patientenbefragung: Anamnese
- körperliche Untersuchung
- Lungenfunktionstests:
  1. Spirometrie: Lungenvolumen
  2. Body-Plethysmographie: Atemwegswiderstände, Gasvolumina, Druck-Strömungskurven (Ein- und Ausatmung), Flussgeschwindigkeiten einschließlich Peak Flow, Fluss-Volumen-Kurven
  3. Bronchialer Hyperreagibilitätstest: bronchiale Überempfindlichkeit der Atemwege: Funktion nach Inhalation, z. B. von Histamin oder kalter Luft
  4. Bronchospasmolysetest: Funktion nach Inhalation bronchialerweiternder Medikamente, z. B. Beta-2-Mimetika
  5. Ergometertest: Funktion nach körperlicher Belastung (Laufband- oder Fahrradergometer)
  6. Inhalativer Provokationstest mit Allergen: Lungenfunktion nach Inhalation eines Allergens
- Blutgasanalyse: u. a. Sauerstoffbestimmung im arteriellen Blut (bei schwerem Asthma)
- Erfassung der Atemwegsentzündung bzw. entzündlichen Aktivität der Asthmaerkrankung:
  7. Bestimmung von Stickoxiden (NO) in der Ausatemluft
  8. ECP (Eosinophiles Cationisches Protein)-Bestimmung im Serum
  9. Analyse der durch Spülung von Bronchien und Lungenbläschen gewonnenen Entzündungszellen
- Allergiediagnostik
  - Patientenbefragung (Allergieanamnese)
  - Hauttest: Prick-, Intracutan (Ic)-, Reib-, Scratch-Test
  - Bluttest: Serum-IgE gesamt, spezifisch (RAST-Test)
  - Provokationstest mit Allergen: inhalativ, nasal
- Auswurfanalyse: bei Neigung zu Infekten gegebenenfalls Untersuchung auf Keime, Pilze
- Peak-Flow-Verlaufsmessungen zu Hause: Peak-Flow-Tagebuch

Untersuchung der Lungenfunktion

Die in der Arztpraxis übliche Lungenfunktionsuntersuchung ist ein wichtiger Bestandteil der Asthmadiagnostik. Sie erlaubt eine genaue Beurteilung nicht nur der Luftmenge, sondern auch der Luftströmungsgeschwindigkeiten beim Aus- und Einatmen.

Spirometrie

Vitalkapazität: Bei der Spirometrie wird u. a. die Luftmenge gemessen, die Sie maximal ein- und ausatmen können. Die entsprechende Luftmenge wird als Vitalkapazität (abgekürzt VC) bezeichnet. Sie können dabei in aller Ruhe so tief wie möglich einatmen, nachdem Sie vorher maximal ausgeatmet haben. Die VC ist somit zeitunabhängig oder »statisch«. Dieser Wert ist in der Regel auch bei engen Atemwegen, d. h. beim Asthma nicht vermindert.

FEV 1: Dagegen sinkt die Luftmenge, die innerhalb der ersten Sekunde maximal ausgeatmet werden kann, bei verengten Atemwegen. Dieser von der Zeit abhängige (»dynamische«) Wert wird als Einsekundenkapazität (forciertes expiratorisches Volumen in der 1. Sekunde, abgekürzt FEV 1) bezeichnet. Sie kann in Relation zu der Vitalkapazität in % berechnet werden und wird dann relative FEV 1 (FEV 1 %) genannt. Beim Gesunden beträgt diese relative FEV1 ca. 80 %. Beim Asthma finden sich in der Regel normale Vitalkapazitäten, jedoch sind die FEV1- und die relativen FEV1-Werte erniedrigt.

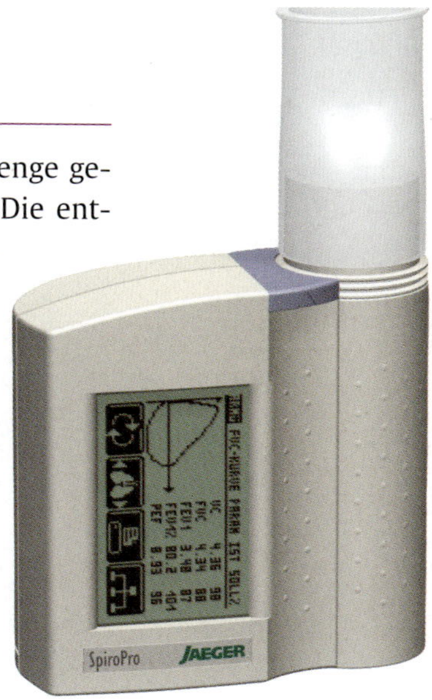

▲ Mit einem Gerät, wie diesem SpiroPro (Firma Jaeger), können verschiedene Lungenfunktionswerte bestimmt werden. Der Arzt kann auch erkennen, wo die Atemwege verengt sind.

Wichtige Lungenfunktionswerte bei Asthma (Sollwerte)

Lungenfunktions-parameter	Normalwerte Frau		Normalwerte Mann	
	50 kg/165 cm 20 Jahre	60 kg/165 cm 60 Jahre	70 kg/180 cm 20 Jahre	80 kg/180 cm 60 Jahre
Vitalkapazität (VC) in Litern Luft	3,7	2,8	5,4	4,4
FEV 1 (l)	3,3	2,4	4,5	3,5
FEV 1 %	84	77	82	76
Peak Flow (PEF, l/s)	7,2	6,1	10	8,6
Atemwegswiderstand (RAW)	0,3	0,3	0,3	0,3

Bei Asthma bleibt die Vitalkapazität (VC) normal. FEV 1, FEV 1 % und PEF vermindern sich. Der Atemwegswiderstand RAW erhöht sich. Die Messung des RAW ist am empfindlichsten. Sie ist – im Gegensatz zu den anderen Bestimmungen – weitgehend unabhängig von der Mitarbeit des Patienten.

Wo sind die Atemwege verengt?

Mit einem technisch aufwändigeren Gerät, z. B. dem SpiroPro, können durch elektronische Messtechnik zusätzlich die Strömungsgeschwindigkeiten zu jedem beliebigen Zeitpunkt während des Ein- und Ausatmens gemessen werden. Die Analyse der dabei aufgezeichneten Fluss-Volumen-Kurve (siehe S. 36) erlaubt Aussagen darüber, wo die Atemwege verengt sind. Aus der Fluss-Volumen-Kurve lässt sich auch der Peak Flow ermitteln. Dies ist die maximale Strömungsgeschwindigkeit, die während eines mit größter Anstrengung durchgeführten Ausatemmanövers erreicht werden kann (siehe Peak-Flow-Meter, S. 91).

Body-Plethysmographie (»Body«)

Sie ist die beste und genaueste Methode zur Bestimmung von Lungenfunktionswerten, wobei der Patient in einer geschlossenen Messkammer aus Glas sitzt. Die Body-Plethysmographie wird in Lungenfacharztpraxen oder in lungenärztlich ausgerichteten Krankenhäusern durchgeführt. Mit ihrer Hilfe lassen sich sehr exakt zusätzliche Atmungsgrößen feststellen, z. B. der Atemwegswiderstand, das gesamte im Brustkorb befindliche Volumen (intrathorakales Gasvolumen) und das Volumen der nach maximaler Ausatmung in der Lunge verbleibenden Luft (Restvolumen). Auch sehr differenzierte Aussagen zum Ausmaß der Atemwegsverengung sind möglich.

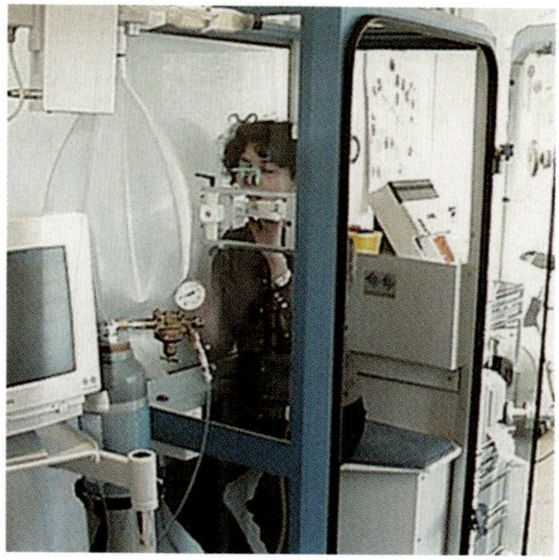

▲ Bei der Untersuchung im Body-Plethysmograph wird Ihre Nase mit einer Klemme verschlossen und Sie atmen durch ein Mundstück ein und aus.

Bronchospasmolysetest

Mit dieser Untersuchung wird geprüft, wie gut sich Ihr Asthma medikamentös beeinflussen lässt. Man spricht von einer positiven Bronchospasmolyse, wenn sich die Lungenfunktionswerte (s. o.) nach Inhalation eines bronchialerweiternden Medikaments um mindestens 20 % bessern. Diese Information ist für Ihren Arzt und für Sie sehr wichtig. Beide sollten wissen, welche Medikamente bei Ihnen am besten wirken. Zunächst wird ein Lungenfunktionstest in Ruhe durchgeführt. Nach Inhalation des bronchialerweiternden Medikaments wird die Messung ca. 15 oder 30 Minuten später wiederholt.

Oft kommt es schon wenige Tage nach Einnahme eines inhalativen Corticoides (siehe S. 70) zu einer Verbesserung in diesem Test, weil die antientzündliche Medikation bewirkt, dass sich die für die Bronchialerweiterung verantwortlichen β-2-Rezeptoren vermehren bzw. besser ansprechen lassen. Gleichzeitig schwillt die Bronchialschleimhaut ab und die Überempfindlichkeit wird vermindert.

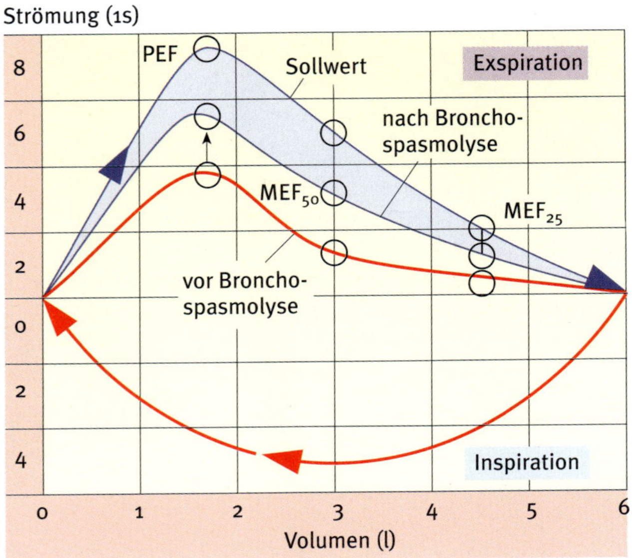

▶ Fluss-Volumen-Kurve beim Asthmatiker (untere Kurve), nach Bronchospasmolyse (mittlere Kurve) und der Sollwert beim Gesunden (obere Kurve).

Messung der Stickoxide in der Ausatemluft (FENO)

Die Bestimmung der Konzentration von Stickoxiden in der Ausatemluft (FENO = engl. Fraction Expiratory Nitric Oxide) ist eine relativ neue Methode, die es ermöglicht, das Ausmaß der Entzündung in den Atemwegen zu erkennen.

Der Stickoxidgehalt (NO) steigt mit zunehmender Entzündung und ist daher bei unbehandelten Asthmatikern höher als bei Gesunden. Bei einer erfolgreichen Therapie des Asthmas mit inhalativem Cortison sinkt der Wert. Diese Methode ist nach neueren Erkenntnissen noch besser geeignet als die Lungenfunktion, die antientzündliche Asthmatherapie erfolgreich zu steuern und dadurch drohende Asthmaanfälle zu vermeiden. Es konnte festgestellt werden, dass bei Verwendung dieser Technik Medikamente frühzeitiger reduziert werden können, d.h. Medikamente lassen sich einsparen. Für die Praxis ist bereits ein Gerät (siehe Abb.) zur Messung des NO-Wertes verfügbar. Es ist zu erwarten, dass diese Messung zukünftig Einzug in die Routinediagnostik erhält. Dies gilt insbesondere bei höhergradigem oder schwer kontrollierbarem Asthma, zumal das Gerät zur Messung der FENO relativ einfach zu bedienen und der Test innerhalb von Minuten durchführbar ist.

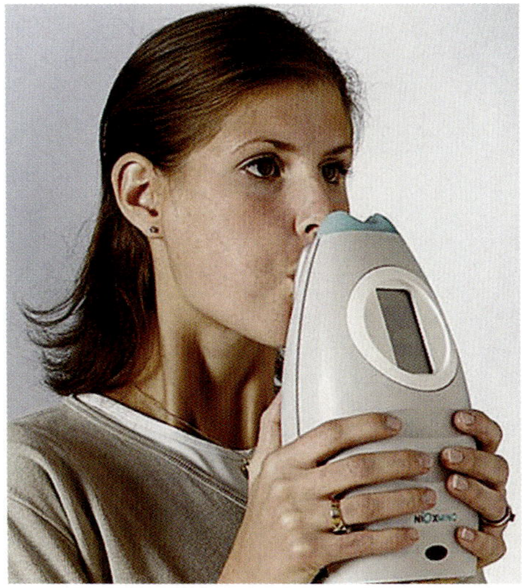

▲ Niox Mino Gerät zur FENO-Messung (Firma Aerocrine, Schweden). Besonders geeignet für Kinder ab 6 Jahre zur Beurteilung der bronchialen Entzündung bzw. Krankheitsaktivität.

Inhalativer Provokationstest

Zur Messung der bronchialen Überempfindlichkeit (Hyperreagibilität) lässt der Arzt Sie eine Substanz einatmen, die bei überempfindlichen Atemwegen zu einer Verengung führt. Dieses Verfahren nennt man inhalativen Provokationstest. Dazu wird eine die Atemwege reizende Substanz (z.B. Histamin) in verschiedenen Konzentrationsstufen über ein Inhaliergerät vernebelt und gleichzeitig vom Patienten eingeatmet. Nun wird gemessen, wie stark sich die o. g. Lungenfunktionswerte einschließlich Flussgeschwindigkeiten (Flow) bei maximaler Ausatmung und die Atemwegswiderstände ändern. Selbstverständlich darf dieser Test nicht durchgeführt werden, wenn die Atemwege bereits in Ruhe verengt sind.

Eine weitere Möglichkeit, die bronchiale Überempfindlichkeit zu messen, ist die inhalative Provokation mit Kaltluft. Ein Patient ohne bronchiale Überempfindlichkeit zeigt – im Gegensatz zum Asthmatiker – beim Provokationstest keinerlei Verschlechterung der Lungenfunktion.

Tests zur Feststellung von Anstrengungsasthma

Die körperliche Belastung wird erreicht, indem Sie auf einem Laufband laufen oder Fahrrad fahren. Die dafür verwendeten Geräte werden Ergometer genannt. Sie erlauben die Belastung in verschiedenen Leistungsstufen (Watt) über eine festgelegte Zeit. Die Lungenfunktion wird vorher, direkt im Anschluss und 10 Minuten nach der Belastung gemessen. Kriterium für ein anstrengungsinduzierbares Asthma ist ein Abfall des FEV 1 von ≥10 %.

Den Peak Flow selbst messen

▼ Die Messung mit dem Peak-Flow-Meter ist einfach erlernbar und auch von Kindern leicht durchführbar.

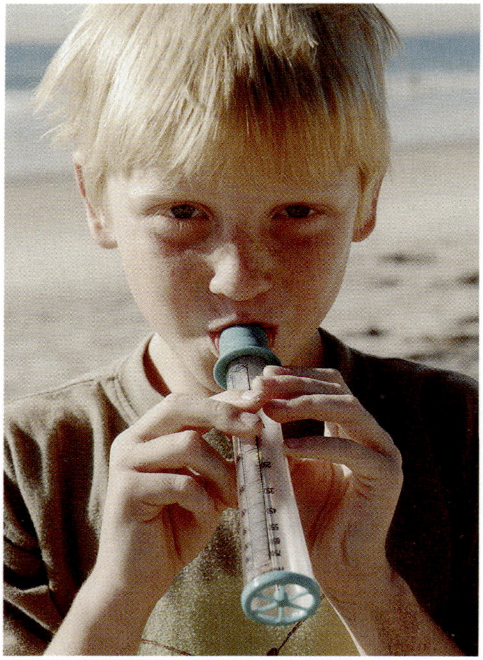

Eine vollständige große Lungenfunktionsuntersuchung wird gewöhnlich nur in der Praxis eines Lungenfacharztes oder in der Klinik durchgeführt. Ein für Asthma relativ aussagekräftiger Lungenfunktionswert ist der so genannte Spitzenfluss (engl.: Peak Flow). Darunter versteht man die maximale Geschwindigkeit, mit der Sie Luft ausatmen können.

Diese einzelne Messung lässt sich – zumindest orientierend – auch mit einem einfachen Lungenfunktionsgerät selbst zu Hause vornehmen. Das entsprechende Messgerät heißt Peak-Flow-Meter. Patienten mit instabilem Asthma müssen mehrmals am Tag ihren Peak Flow messen und ihn in ein Tagebuch eintragen, das sowohl dem Arzt als auch dem Patienten zur Kontrolle dient. Je nach gemessenen Werten muss die Asthmatherapie angepasst werden (siehe S. 89 und 90).

Allergien – auf der Suche nach den Auslösern

Zur Feststellung einer Allergie wird Ihr Arzt Sie zunächst ausführlich befragen. Schildern Sie ihm ganz genau, unter welchen Bedingungen Ihre Beschwerden auftreten. Bei Verdacht auf eine allergische Erkrankung muss diese über Hauttest und/oder Bluttest bestätigt werden. Nicht immer werden die verantwortlichen Auslöser gefunden. Wenn nicht klar ist, ob die auf der Haut positiv getesteten Substanzen allergische Beschwerden der Atemwege auslösen, lässt der Arzt Sie diese inhalieren. Anhand der Messung der Lungenfunktion vor und nach der Reizung durch Einatmen der betreffenden Substanz (siehe S. 42) kann allergisches Asthma endgültig nachgewiesen werden. Die erhobenen Befunde werden wie Mosaiksteine zusammengesetzt und erst dann ist eine Beurteilung möglich, wie hochgradig die Allergie ist und welche Bedeutung sie für das Asthma hat.

INFO

Die vier Schritte zur Allergiediagnose

- die Befragung (Anamnese),
- der Hauttest,
- die Blutuntersuchung und
- der Reiztest (Provokationstest der Nasenschleimhaut oder Bronchien).

Allergieanamnese: Die genaue Schilderung allergischer Beschwerden ist wichtiger Bestandteil der Diagnosestellung. Die Allergieanamnese durch Ihren Arzt kann vertieft werden, wenn Sie vorher einen entsprechenden Allergiefragebogen ausgefüllt haben. Auf diese Weise können Sie in Ruhe den Charakter Ihrer allergischen Symptome darstellen. So helfen Sie selbst mit, die Ursache Ihrer Allergie herauszufinden. Denken Sie darüber nach, wo und wann die allergischen Beschwerden auftraten.

INFO

Typische Hinweise auf allergisches Asthma

Pollen:
Asthma verstärkt im Freien, während der Pollenflugzeit.

Hausstaubmilben:
Beschwerden verstärkt innerhalb geschlossener Räume, insbes. im Bett und während der Heizperiode. Besserung in den Bergen (oberhalb 1500 m).

Tierhaare und -epithelien:
Asthma verstärkt bei Kontakt mit Tieren. Sofern Haustiere vorhanden, kommt es außerhalb des Hauses, etwa auf Reisen, zu einer Besserung.

Schimmelpilze:
Beschwerden in feuchten, von Schimmelpilzen befallenen Räumen oder in der Nähe von Komposthaufen.

Hauttest (Prick-Test)

Beim Hauttest wird meist auf der Innenseite des Unterarms eine ganze Reihe typischer Allergene aufgetragen. Anschließend wird die Haut mit einer kleinen Metallspitze oder Nadel geritzt bzw. eingestochen. Dieser Test wird nach dem englischen Wort »prick« (stechen) als Prick-Test bezeichnet.

Liegt eine Allergie vor, kommt es zu einer Rötung und Schwellung der Haut (Quaddelbildung). Je nach Stärke der Quaddeln spricht man von einer negativen (–) oder leicht (+), mittelgradig (++) bzw. stark positiven (+++) allergischen Reaktion der Haut. Zum Vergleich wird die Reaktion der Haut auf Kochsalz (normalerweise negativ: –) und Histamin (+++) herangezogen. Wenn die Reaktion auf das Allergen mindestens so ausgeprägt ist wie die auf Histamin, bezeichnet der Arzt dies als signifikant positive Reaktion (+++). In diesem Fall ist davon auszugehen, dass eine Allergie auf die getestete Substanz vorliegt. Bei einer positiven

Reaktion auf Kochsalz liegt eine Überempfindlichkeit der Haut vor, sodass die Reaktionen auf die getesteten Substanzen nicht sicher zu bewerten sind. Dies ist beispielsweise häufiger bei Neurodermitis der Fall, die mit einer starken (nicht allergischen) Hautempfindlichkeit einhergeht. Sofern die im Prick-Test hervorgerufene Rötung und Quaddeln der Haut die Folge einer allgemeinen Überempfindlichkeit ist, spricht der Arzt von einer »falsch positiven Reaktion« auf das Allergen.

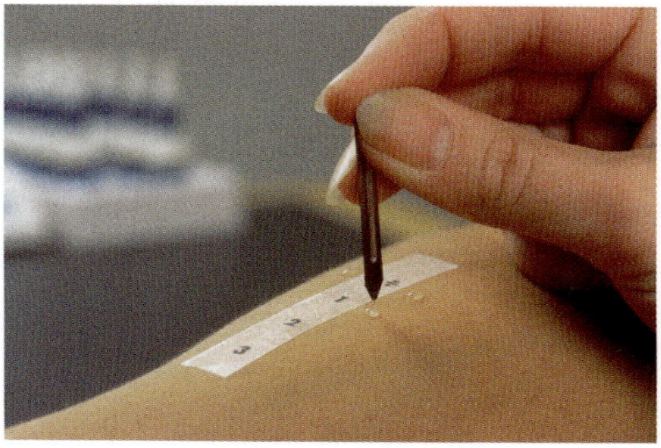

▲ Beim Prick-Test werden Allergene auf die Haut aufgetragen und die entsprechenden Stellen leicht angeritzt. Bilden sich Quaddeln, deutet dies auf eine Allergie hin.

Bei den inhalativen Allergenen, also denjenigen allergisierenden Substanzen, die gewöhnlich über die Luft eingeatmet werden, reagiert die Haut im Prick-Test oft ähnlich wie die Schleimhaut von Nase und Bronchien. Ein positiver Hauttest ist somit ein wichtiger Hinweis auf eine mögliche allergische Reaktion der Nase und Atemwege, insbesondere wenn sich auch aus der Schilderung der Beschwerden entsprechende Hinweise ergeben.

Häufige Probleme im Zusammenhang mit der Allergiediagnostik an der Haut

Die Allergiediagnostik an der Haut (kutaner Allergietest) führt nicht immer zu einem richtigen Ergebnis. Anders formuliert: Es gibt positive Hautreaktionen, die nicht durch eine Allergie, sondern durch eine verstärkte (nicht allergische) Hautempfindlichkeit entstehen. Umgekehrt ist der Hauttest manchmal negativ, lässt also keine Reaktion auf das Allergen erkennen, obwohl Sie auf diesen Stoff an den Schleimhäuten der Atemwege allergisch reagieren. Auch Medikamente können das Ergebnis eines Hauttests verfälschen. Dazu gehören unter anderem Antihistaminika und Cortisontabletten. Diese müssen nach Rücksprache mit Ihrem Arzt vor der Testung abgesetzt werden.

Der RAST-Test weist Antikörper nach

Der Vorteil der RAST-Untersuchung ist die Unabhängigkeit von der Hautempfindlichkeit, die etwa bei Neurodermitikern zu falschen Befunden führen kann. Nachteile sind die relativ hohen Kosten und die Dauer der Analyse.

Bei nicht eindeutigem Hauttest oder Nichtübereinstimmung zwischen Hauttest und Beschwerden sollte ein RAST-Test durchgeführt werden. Hierfür muss eine geringe Menge Blut abgenommen werden. Der RAST-Test erlaubt die Bestimmung der im Blut vorhandenen Antikörper gegen einzelne Allergene wie z. B. Gräserpollen oder Hausstaubmilben. Diese Antikörper sind Eiweiße (Proteine), die aufgrund ihrer Zusammensetzung als Immunglobulin E bezeichnet werden. Für jedes einzelne »spezifische« Allergen wie Gräserpollen, Hausstaubmilben oder Schimmelpilze gibt es einen einzelnen »spezifischen« Antikörper, der daher als spezifisches IgE (spez. Immunglobulin E) bezeichnet wird. Dieser Antikörper wird von Blutzellen infolge der Sensibilisierung (siehe S. 16) gebildet. In Abhängigkeit der Antikörpermenge im Blut erfolgt eine Klassifizierung in die RAST-Klassen 0 (keine Allergie) bis 6 (sehr starke Allergie).

Inhalative und nasale Provokation

Bei allergischen Patienten sollte ein Reiztest der Atemwege oder der Nasenschleimhaut mit den betreffenden allergisierenden Substanzen erfolgen (inhalative oder nasale Provokation), wenn aus der Vorgeschichte und den Untersuchungsbefunden nicht eindeutig zu erkennen ist, ob die Asthmabeschwerden durch eine Allergie ausgelöst werden.

Für diese inhalative Provokation verwendet Ihr Arzt Allergenextrakte, z. B. von Pollen oder Hausstaubmilben, die über ein Inhalationsgerät als feiner Nebel eingeatmet werden. Mithilfe des Lungenfunktionstests wird anschließend beobachtet, inwieweit die Atemwege sich während und im Anschluss an die Inhalation verengen. Da dies auch noch Stunden nach der Reizung geschehen kann, wird Ihr Arzt Ihre Lungenfunktion mindestens zweimal messen. So lässt sich die Sofortreaktion ca. 5–30 Minuten und die verzögerte Reaktion ca. 6 Stunden später bestimmen.

Erkrankungen, die Asthma vortäuschen können

Die Diagnose Asthma lässt sich durch den Charakter der anfallsartigen Luftnot und der dabei auftretenden pfeifenden Atemgeräusche meist ohne Probleme stellen. Dennoch muss Ihr Arzt auch andere Erkrankungen in Betracht ziehen, die asthmaähnliche Beschwerden verursachen können. Die infrage kommenden Diagnosen werden Differenzialdiagnosen genannt.

Krupp-Husten: Bei Kindern und Jugendlichen ist insbesondere eine Infektion der Atemwege auszuschließen, die – wie etwa bei Krupp-Husten – mit anfallsartig auftretender Atemnot einhergehen kann. Bei dieser Erkrankung treten die Beschwerden ebenfalls vorwiegend nachts auf. Krupp-Husten hat im Gegensatz zum Asthma meist einen mehr bellenden Charakter und ist oft mit Heiserkeit verbunden.

Fremdkörperaspiration: Bei Kindern muss darüber hinaus an die Möglichkeit einer Fremdkörperaspiration gedacht werden. Gelangt ein verschluckter Fremdkörper in die Luftröhre oder in die Bronchien, kann die dadurch bedingte Reizung und Verengung zu erheblichem Reizhusten und erschwerter Atmung führen.

Fehlfunktion der Stimmbänder: Manchmal können eine Fehlfunktion der Stimmbänder (Vocal Cord Dysfunktion, VCD) oder Erkrankungen des Kehlkopfs Asthma vortäuschen. Bei der VCD löst eine plötzliche Schlussbewegung der Stimmbänder Atemnot aus. Die VCD kann leicht mit einem Asthma verwechselt werden. Oft wird die Diagnose erst gestellt, nachdem zahlreiche Asthmamedikamente sich als unwirksam erwiesen haben. Neben einer Reihe von organischen Gründen (z. B. Reflux von Magensäure, Störung der Nerven, die den Kehlkopf versorgen, Überempfindlichkeit der Kehlkopfregion) ist häufig auch eine psychovegetative Komponente feststellbar. Die Diagnose wird anhand typischer Lungenfunktionskurven insbesondere auch nach Provokation sowie durch eine Spiegelung des Kehlkopfbereichs gestellt. Die VCD tritt gehäuft bei Nasennebenhöhleninfekten auf.

Verengung der Luftröhre: Auch eine Verengung der Luftröhre, z. B. durch eine Vergrößerung der Schilddrüse (Struma), durch umgebende Lymphknoten oder Veränderungen der Luftröhrenschleimhaut (z. B. Tumoren) kann asthmaähnliche Beschwerden auslösen.

COPD: Im Erwachsenenalter ist darüber hinaus die chronische Bronchitis zu unterscheiden, die ebenfalls mit einer Verengung der Atemwege einhergehen kann. Diese Erkrankung tritt besonders häufig bei Rauchern auf. Die Verengung der Atemwege ist hier meist schlechter zu behandeln als bei Asthma. Sofern die Verengung der Atemwege nicht vollständig verschwindet, spricht man von chronisch obstruktiver Bronchitis, abgekürzt COPD (lat. Obstruktion = Verengung; engl. Chronic Obstructive Pulmonary Disease). In der Bronchialschleimhaut eines COPD-Patienten finden sich bei mikroskopischer Betrachtung andere Typen von Entzündungszellen als beim Asthma. Dies erklärt auch, warum der Verlauf und die medikamentöse Ansprechbarkeit der beiden Erkrankungen unterschiedlich sind.

INFO

Differenzialdiagnosen: asthmaähnliche Erkrankungen

- Krupp-Husten
- verschluckter Fremdkörper (Fremdkörperaspiration)
- Aspiration von Magensäure bei Refluxkrankheit der Speiseröhre
- Stimmbanderkrankung
- Stimmbandfehlfunktion (VCD)
- Kehlkopferkrankung
- Luftröhrenverengung
- chronische Bronchitis
- Lungenbläschenentzündung (Alveolitis)
- Herzschwäche (Asthma cardiale)

Alveolitis: Schwierig kann die Abgrenzung gegenüber bestimmten Formen entzündlicher Erkrankungen der Lungenbläschen oder Alveolen (Alveolitis) sein.

Herzasthma: Bei Herzasthma (Asthma cardiale) werden Luftnot und pfeifende Atemgeräusche durch eine Erkrankung des Herzens hervorgerufen. Die Ursache ist eine vermehrte Stauung von Blut in den Lungen. Dabei kann beispielsweise ein Herzklappenfehler oder eine verminderte Pumpfunktion des Herzmuskels vorliegen.

INFO

Internationale Internetlinks zum Thema Asthma

Auf den folgenden englischsprachigen Internetseiten finden Sie aktuelle, hilfreiche Informationen zum Thema Asthma.

AAAAI – American Academy of Allergy, Asthma and Immunology/JACI Journal of Allergy and Clinical Immunology: www.aaaai.org/

ACAAI – American College of Allergy, Asthma & Immunology: www.acaai.org

Allergy Asthma & Immunology Online (USA): http://allergy.mcg.edu/home.html

Allergy Resources International: www.allallergy.net

Allergy Watch/Eine Publikation des American College of Allergy, Asthma & Immunology/ Zusammenfassungen von Beiträgen über Allergien und Asthma aus 18 größeren medizinischen Zeitschriften: American Journal of Respiratory and Critical Care Medicine http://ajrccm.atsjournals.org

American Lung Association/Asthma: www.lungusa.org/asthma

Annals of Allergy, Asthma and Immunology: Offizielle Publikation des American College of Allergy, Asthma and Immunology: http://allergy.edoc.com/

Asthma Resource Page: Information on Asthma, Programs, Medications, Prevention, Treatments, Research (Kanada): http://lung.ca/asthma

ATS – American Thoracic Society: http://www.thoracic.org/

Chest/American College of Physicians: www.chestnet.org/

Cochrane Collaboration (Bewertung von Therapien): www.cochrane.org

European Academy of Allergology and Clinical Immunology: www.eaaci.org

EFA – European Federation of Allergy and Airways Diseases Patients‹ Associations: www.efanet.org

ERS – European Respiratory Society: www.ersnet.org/

Food Allergy Network: www.foodallergy.org

GINA – Global Initiative For Asthma: www.ginasthma.com/

Living Well with Asthma: The Asthma Society of Canada: www.asthma.ca/adults

National Asthma Campaign (Großbritannien): www.asthma.org.uk/

National Asthma Council (Australien): www.nationalasthma.org.au

National Heart, Lung and Blood Institute (USA): www.nhlbi.nih.gov/

National Pollen Network (USA): www.allernet.com

Quit and Win (Raucherentwöhnung); http://www.quitandwin.org/

Respiratory Reviews/The latest clinical information on respiratory medicine: http://www.respiratoryreviews.com/

The Journal of Immunology: www.jimmunol.org/

U.S. Environmental Protection Agency: www.epa.gov/iaq/asthma

WAO – World Allergy Organization: www.worldallergy.org/

WHO – World Health Organization: www.who.int/ncd/asthma/sitemap.htm

Eine Liste deutschsprachiger Internetseiten finden Sie auf S. 155–156.

Ursachen

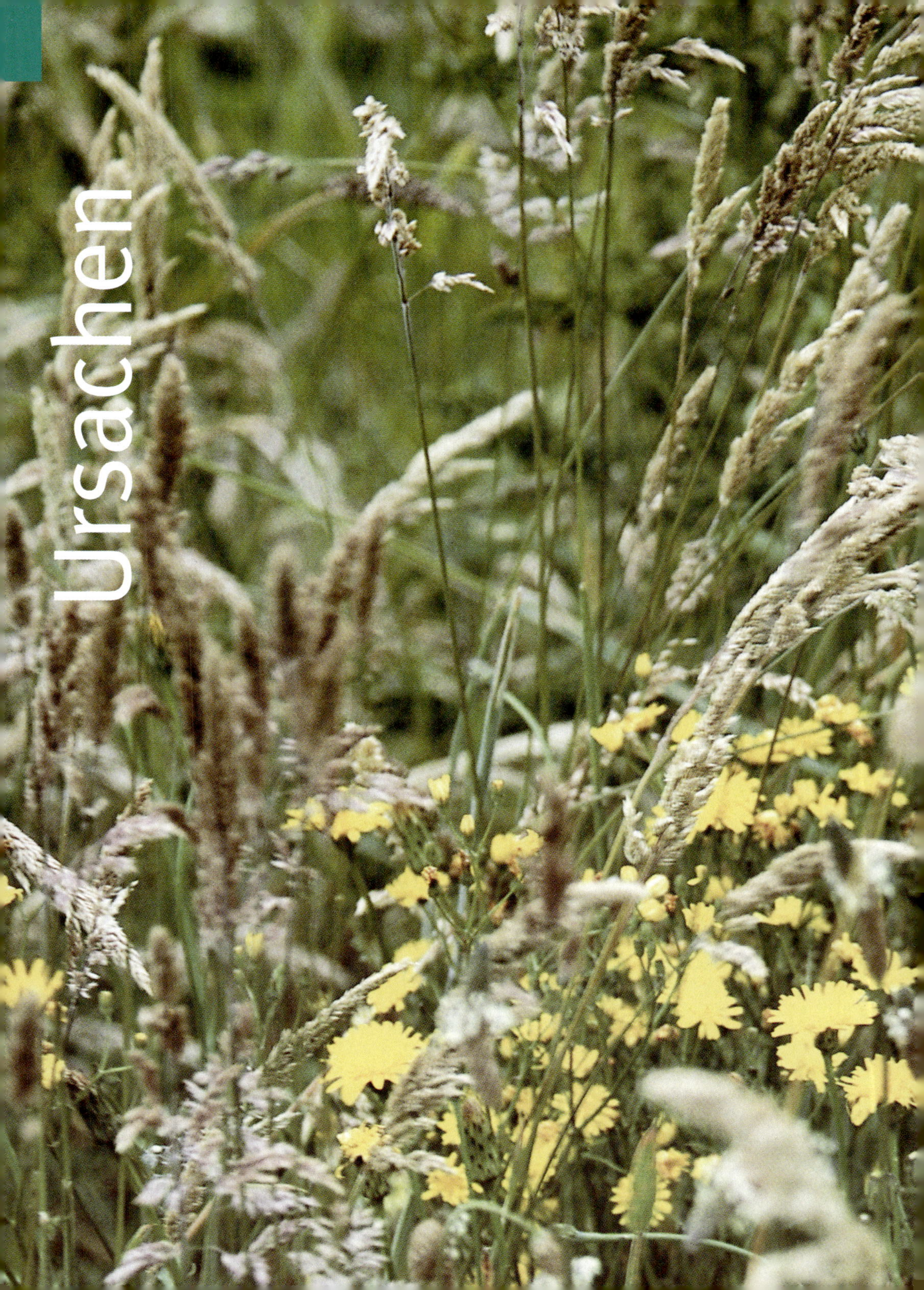

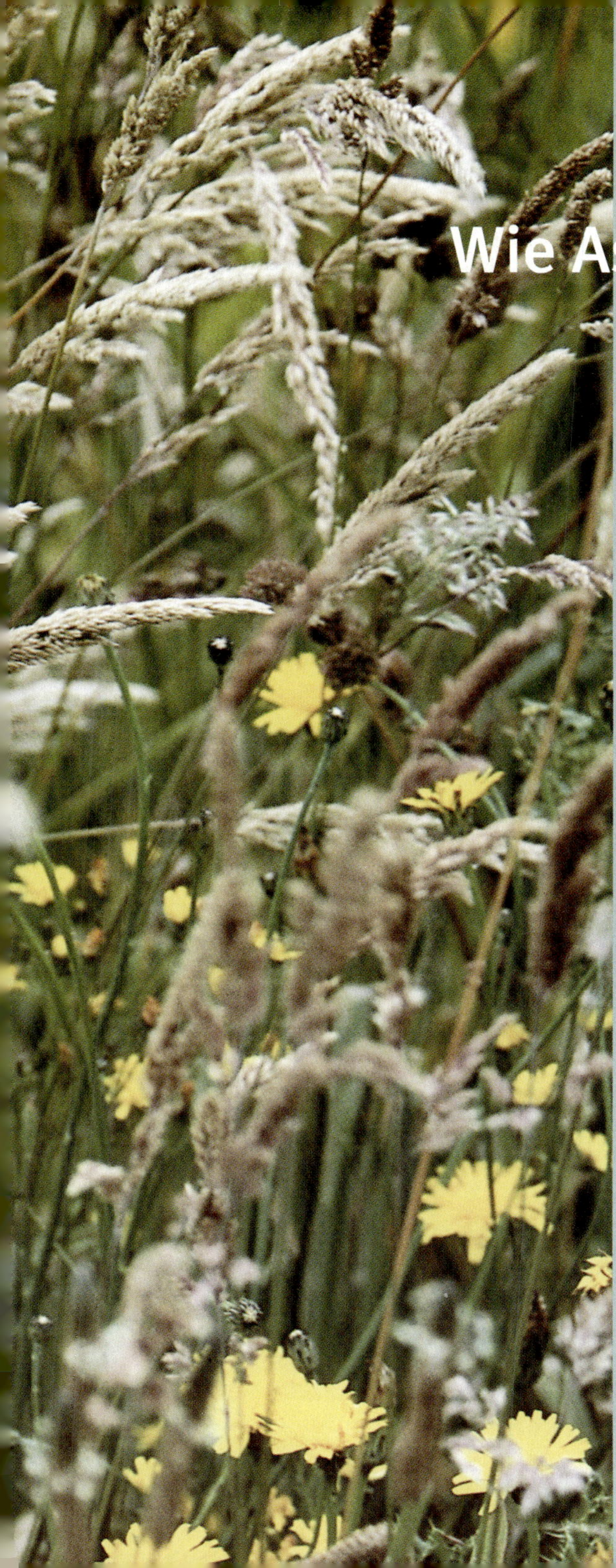

Wie Asthma entsteht

Es gibt zahlreiche Auslöser für Asthmabeschwerden. Und leider können im Laufe der Erkrankung bei Ihnen auch neue hinzukommen. Deswegen ist es besonders wichtig, sowohl alle typischen als auch Ihre persönlichen Auslöser zu kennen. Nur dann können Sie diese gezielt meiden.

Allergisches Asthma?

Eine Allergie ist der wichtigste einzelne Risikofaktor für die Entwicklung von Asthma. Zirka 75 % aller Asthmatiker weisen eine Allergie auf.

Obgleich die Ursachen für die Entstehung von Asthma nicht vollständig geklärt sind, besteht Einigkeit darüber, dass die Entzündungsreaktion der Atemwege auf verschiedene Reize im Mittelpunkt der Veränderungen steht. Dieser Vorgang ist äußerst kompliziert. Sehr viele unterschiedliche Entzündungszellen sowie von ihnen freigesetzte Botenstoffe (Mediatoren) und an den Nervenendungen gebildete Botenstoffe (Neurotransmitter) sind an diesem Prozess beteiligt. Mediatoren werden auch aus der teilweise zerstörten obersten Zellschicht der Bronchialschleimhaut, dem Epithel, freigesetzt.

Man unterscheidet zwei Phasen der asthmatischen Reaktion: die Sofortreaktion innerhalb von 15 Minuten und die Spätreaktion, die ca. 4 bis 6 Stunden später einsetzt und über Tage anhalten kann.

Allergisches Asthma ist am häufigsten

INFO

Typische allergische Auslöser für Asthma

- Pollen
- Hausstaubmilben
- Tierhaare und -epithelien
- Schimmelpilzsporen
- Berufsallergene (z. B. Mehlstaub bei Bäckern)
- Latex
- Nahrungsmittel

Es gibt sehr viele Auslöser für Asthma. Grundsätzlich sind nicht allergische und allergische Formen zu unterscheiden. Dem allergischen oder exogenen Asthma liegt eine Allergie zugrunde. Es beginnt meist in der Kindheit und wird von Allergien anderer Organsysteme, sog. Atopien, begleitet. Dazu gehören Heuschnupfen, die Hauterkrankung Neurodermitis (Milchschorf) und Nahrungsmittelallergien.

Eine Allergie kann praktisch an allen Organen und Regionen des Körpers auftreten.

Haut und Schleimhäute sind die Grenzflächen, hier spielt sich die Auseinandersetzung des Organismus mit seiner Umwelt unmittelbar ab. Besonders häufig sind daher Haut und Schleimhäute der Bronchien, Nase, Augen und des Darmes betroffen.

Allergische Reaktionen an verschiedenen Körperorganen

Organe	Beschwerden
Atemwege	Husten, Atemnot, Asthma
Haut	Schwellungen, Quaddelbildung, Ekzeme, Neurodermitis
Magen/Darm	Durchfall, Übelkeit, Reizdarm
Nase	Fließschnupfen, verstopfte Nase
Blutgefäße	Entzündung, Kreislaufschock
Blut	Zerstörung von Blutzellen oder Blutplättchen
Augen	Lidödeme, Augenjucken, Bindehautentzündung
Nervensystem	Fieber, Entzündung, Schmerz
Gelenke	Schwellung, Entzündung
Nieren und ableitende Harnwege	Nierenentzündung, Ödembildung, Reizblase

Die Allergie führt zu sehr unterschiedlichen Krankheitsbildern. Im Kindesalter überwiegen Neurodermitis und Nahrungsmittelallergien, im Jugend- bzw. Erwachsenenalter allergische Rhinitis sowie allergisches Asthma.

Allergische Erkrankungen treten häufig kombiniert auf. So leiden ca. 30–50 % der Patienten mit allergischem Asthma zusätzlich an einer allergischen Rhinitis. Bestimmte Infektionen im frühen Kindesalter und verminderter Kontakt mit Allergie auslösenden Substanzen schützen offenbar vor der Entwicklung einer Allergie.

Häufigkeit von allergischen Erkrankungen in Mitteleuropa:

- Etwa 15 % sind von einer allergischen Entzündung der Nasenschleimhaut und Augenbindehaut, der allergischen Rhinitis und Konjunktivitis (»Heuschnupfen«), betroffen,
- etwa 10 % leiden an Milchschorf oder allergischen Hautekzemen (Neurodermitis),
- etwa 5–10 % haben allergisches Asthma und
- etwa 2 % müssen mit Nahrungsmittelallergien leben.

INFO

Was ist eine Allergie?

Fehlregulation des Immunsystems gekennzeichnet durch eine unerwünschte, überschießende Abwehrreaktion auf bestimmte, normalerweise harmlose Umweltstoffe (Allergene).

Bei Kontakt mit einem Allergen kommt es als Sofortreaktion innerhalb von Minuten zu einer Verkrampfung der Bronchialmuskulatur und zu einer Schwellung der Schleimhaut. Als Spätreaktion kommt es innerhalb mehrerer Stunden oder Tage zu einer Entzündung der Bronchialschleimhaut, die mit einer länger andauernden Verengung der Atemwege einhergeht (siehe Abb. S. 27).

INFO

Pollen lösen am häufigsten Allergien aus

Was sind die häufigsten Auslöser für eine Allergie? Hierzu ließ die DAK in einer repräsentativen Forsa-Umfrage 1000 Allergiker befragen, Mehrfachnennungen waren möglich:

49 % Blütenpollen
19 % Hausstaubmilben
17 % Nahrungsmittel
17 % Chemikalien
16 % Tierhaare
16 % Medikamente
13 % Nickel
6 % Schimmelpilz
2 % Latex

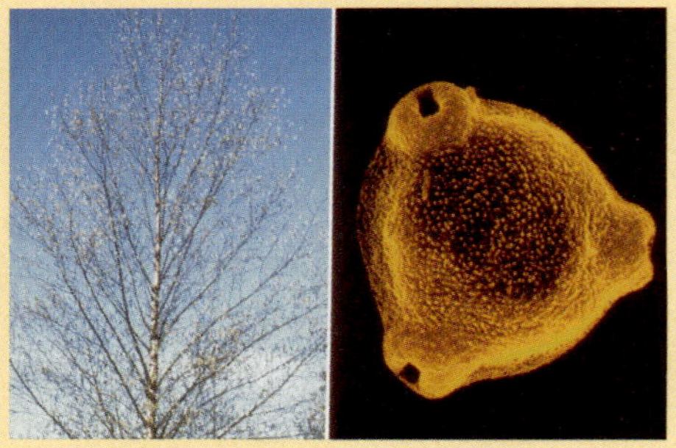

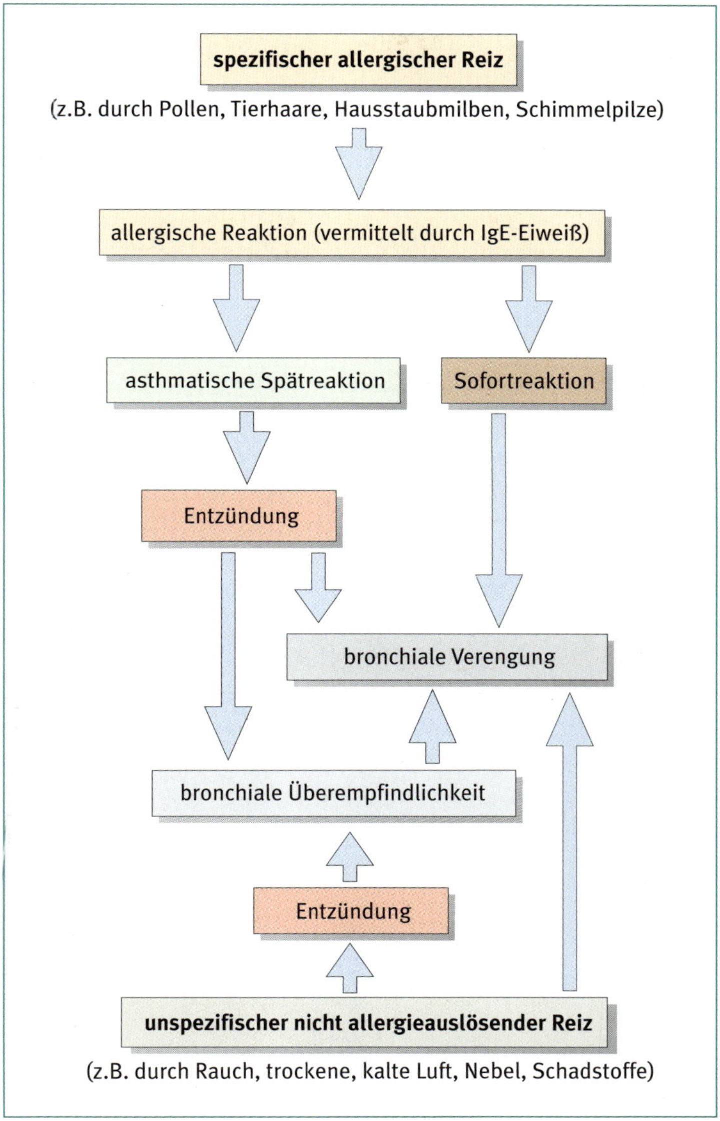

▲ Die Entstehungsmechanismen von Asthma.

Nicht allergisches Asthma

Beim nicht allergischen Asthma oder endogenen Asthma ist eine allergische Ursache nicht erkennbar. Es entsteht gewöhnlich nach einem Virusinfekt der Atemwege. Kalte Luft, körperliche Belastung oder Luftschadstoffe wie Stickoxide und Ozon können Asthmabeschwerden auslösen oder verstärken.

> **INFO**
>
> **Nicht allergische Auslöser für Asthma**
>
> - Bronchialinfekte durch Viren oder Bakterien
> - Wettereinflüsse (z. B. kalte Luft, Ozon)
> - Tabakrauch, Autoabgase
> - Anstrengung
> - Farben, Lacke, Haarspray, ätherische Öle
> - psychische Belastung

Industrieabgase, Zigarettenrauch und Dämpfe (z. B. beim Kochen) fördern die Entzündung der Bronchialschleimhaut und sind geeignet, Asthmaanfälle hervorzurufen. Zahlreiche wissenschaftliche Untersuchungen belegen, dass jede Form der Belastung durch Zigarettenrauch die Wirksamkeit einer medikamentösen antientzündlichen Asthmabehandlung schwächt. Patienten mit Asthma sollten daher grundsätzlich weder aktiv noch passiv rauchen und verrauchte Räume meiden! Weitere Atmungsreizstoffe sind z. B. Ofenrauch, Haarspray, Farb- oder Parfumdämpfe.

Infektasthma

Infektasthma entsteht durch Viren oder gelegentlich auch bakterielle Infekte der Atemwege (»Bronchitis«), der Lunge (Lungenentzündung) sowie der Nasennebenhöhlen (»Sinusitis«).

Geruchs- und Geschmacksverlust, Schnupfen, ein morgendliches Kratzen im Hals oder eine Schleimstraße an der Rachenhinterwand sind Anzeichen einer Nasenschleimhaut- oder Nasennebenhöhlenentzündung. Oft werden morgens ein Druckgefühl und/oder Schmerzen im Bereich der Nebenhöhlen an Stirn und Kiefer wahrgenommen.

Eine verengte Nase, z. B. durch Schwellung der Nasenmuscheln, durch Schleimhautpolypen oder durch eine Verschiebung der Nasenscheidewand, verschlechtert Ihre Nasenatmung und begünstigt Infekte der Nasennebenhöhlen. Auch starkes Schnarchen mit anschließender Tagesmüdigkeit kann auf eine verengte Nase hinweisen.

In der Praxis sehen wir relativ häufig, dass Patienten mit einer eitrigen Nasennebenhöhlenentzündung auch eine eitrige Bronchitis entwickeln. Dieser »Etagenwechsel« der Infektion wird als sinubronchiales Syndrom (sinus = lat. Nebenhöhlen) bezeichnet. Die Infektion der Atemwege verstärkt die asthmatypische Entzündungsreaktion und die bronchiale Überempfindlichkeit. Sie kann auch direkt Asthma entstehen lassen.

Irritatives Asthma

Man spricht von irritativem Asthma, wenn chemische oder physikalische Reize die Auslöser sind. Zu den klassischen chemischen Reizen gehören Zigarettenrauch, Straßenstaub, Kohlenstaub, Aluminiumpulver, Auspuffgase (Stickoxide), Ozon, Farbgerüche und viele andere mehr. Zu den physikalischen Reizen zählen u. a. Küchendünste sowie Nebel, sowohl kalte als auch feuchte Luft, Fön und trockene Heizungsluft.

Anstrengungsasthma

Die Auslösung von asthmatischem Reizhusten, Atemnot oder einem Asthmaanfall durch körperliche Anstrengung lässt sich durch eine physikalische Reizung der Atemwege erklären: Das vermehrte Einatmen z. B. von kalter Luft beim Joggen verursacht

Sportler sind häufig von Anstrengungsasthma betroffen. Die Therapie ist aber so einfach, dass die meisten von ihnen in ihrer körperlichen Leistungsfähigkeit nicht eingeschränkt sind.

Temperatur- und Feuchtigkeitsveränderungen in der Bronchialschleimhaut. Die Folge ist eine Verengung der überempfindlichen Atemwege. Das Anstrengungsasthma kommt besonders häufig bei Kindern vor. Die Atembeschwerden setzen schon während der Belastung ein, oder treten erst 2–10 Minuten nach Ende der Belastung auf.

Asthmaverstärkung durch psychische Faktoren

Es ist nicht gesichert, ob psychische Veränderungen oder Einflüsse wie Stress, Anspannung und Aufregung die Ursache einer Asthmaerkrankung sein können. Kein Zweifel besteht jedoch, dass psychovegetative Faktoren (z. B. Angst, Depressionen, Ärger und Konflikte) bereits bestehendes Asthma unter Umständen verschlimmern. Bei Asthmatikern mit überempfindlichen Atemwegen können durch extreme Stressmomente sogar Asthma-Anfälle ausgelöst werden. Schweres, unzureichend behandeltes Asthma wird seinerseits zur Belastung für die Psyche.

INFO

Unterschiede zwischen allergischem und nicht allergischem Asthma

Das allergische Asthma beginnt meist in der Kindheit oder in der frühen Jugend, während das nicht allergische Asthma typischerweise erstmals im Erwachsenenalter auftritt. Bei Letzterem ist die bronchiale Überempfindlichkeit meist stärker ausgeprägt als bei allergischem Asthma. Die Patienten mit nicht allergischem Asthma leiden häufiger an Nasenpolypen und sind in der Regel mit den üblichen Asthmamedikamenten schwieriger einzustellen.

Meist gibt es allergische und nicht allergische Auslöser

Asthmabeschwerden entstehen häufig kombiniert sowohl durch allergische als auch nicht allergische Reize. So hat z. B. ein Patient mit Hausstaubmilbenasthma nicht selten auch Beschwerden nach der Inhalation von kalter Luft oder bei Infekten. Die kombinierte Form von Asthma wird als gemischtförmiges Asthma bronchiale (mixed Asthma bronchiale) bezeichnet.

Bei rund 70 % der Asthmatiker handelt es sich um gemischtförmiges Asthma. Bei 15 % ist das Asthma rein allergisch bedingt. Bei den restlichen 15 % wird es durch unspezifische Reize, Infekte oder andere Auslöser bedingt.

Weitere Asthmaformen und -auslöser

Die im Folgenden genannten Asthmaformen lassen sich nicht immer eindeutig den oben beschriebenen Gruppierungen zuordnen. Eine einzige Substanz, z. B. das Berufsallergen Isocyanat, kann dabei sowohl allergische als auch nicht allergische Reaktionen hervorrufen.

Medikamentös induziertes Asthma

Medikamente können bei entsprechend veranlagten Personen Asthmabeschwerden auslösen, die einen nichtallergischen, einen pseudoallergischen oder einen allergischen Ursprung haben.

Nicht allergisches Asthma: Nicht allergisches Asthma kann beispielsweise nach der Einnahme von Betablockern auftreten, die zur Behandlung von Bluthochdruck, in Tropfenform auch gegen den grünen Star eingesetzt werden. Auch Tamoxifen und Morphin können solche Reaktionen auslösen. Sollten bei einer bekannten Unverträglichkeit von Betablockern diese irrtümlicherweise eingenommen worden sein, ist eine Therapie mit hoch dosiertem Ipratropiumbromid (Präparat Atrovent oder Ventilat) am wirksamsten.

Pseudoallergisches Asthma: Pseudoallergisches Asthma tritt typischerweise nach Einnahme von Schmerz- bzw. Rheumamitteln wie Acetylsalicylsäure, Diclofenac oder Ibuprofen (so genannte NSAR = nichtsteroidale Antirheumatika), seltener nach Novaminsulfon (Novalgin) auf. Man spricht von Pseudoallergie, weil trotz Ähnlichkeit in der Asthmareaktion ein für die Allergie typisches Immunglobulin E (IgE) nicht nachweisbar ist. Im Gegensatz zur klassischen Allergie (Typ 1) kommt es bei wiederholten Kontakten mit den Auslösern einer Pseudoallergie niemals zu einer Verstärkung der Asthmareaktion. Dennoch können pseudoallergische Asthmaanfälle lebensbedrohlich sein. Betroffen sind gewöhnlich Patienten mit nichtallergischem (endogenem) Asthma. Sofern Asthmatiker noch nie mit Schmerz- oder Rheumamitteln behandelt worden sind, sollten sie nur unter Anleitung bzw. in Anwesenheit ihres Arztes solche Medikamente einnehmen. Die Therapie ist grundsätzlich mit einer deutlich reduzierten Dosis (z. B. 25 % = $^1/_4$ Tablette) einzuleiten.

Allergische Asthmareaktionen: Allergische Asthmareaktionen auf Medikamente sind selten, z. B. nach der Einnahme von Penicillin oder Breitbandpenicillinen wie Amoxycillin oder Ampicillin.

Berufsbedingtes Asthma

Auch am Arbeitsplatz kann sich Asthma entwickeln. Ursache ist eine Reizung der Atemwege durch die Inhalation allergisierender und/oder nichtallergisierender Substanzen. Die Einführung hoch reaktiver Chemikalien bei der Herstellung synthetischer Materialen, z. B. Plastikverbindungen, hat das Erkrankungsrisiko in den letzten Jahrzehnten ansteigen lassen. In einigen Industriezweigen leiden bis zu 20 % der Belegschaft an einer berufsbedingten Allergie. Das Erkrankungsrisiko wächst, je stärker der Kontakt zu der allergisierenden Substanz ist. Besonders gefährdet sind Allergiker und Menschen mit einem überempfindlichen Bronchialsystem, wenn zusätzlich geraucht wird.

Man schätzt, dass berufsbedingtes Asthma etwa 9–15 % aller Asthmafälle ausmacht. Typisch sind Beschwerden während des Arbeitens, die sich an freien Tagen oder Wochenenden spontan bessern.

Relativ häufig tritt das berufsbedingte Asthma durch Inhalation von Platinsalzen, Isocyanaten oder Mehlstäuben auf.

Bäckerasthma: Das Bäckerasthma ist die in Deutschland häufigste beruflich bedingte Form. Ursache ist eine Allergie auf bestimmte Mehlstäube, eventuell auch auf Mehlmilben, die oft zu erheblichen Asthmabeschwerden führt.

Latexallergie: Etwa 10 % der Beschäftigten im Gesundheitsdienst leiden an einer Naturlatexallergie, meist ausgelöst durch Latexhandschuhe, z. B. bei Tätigkeit im OP-Bereich. Durch die Verwendung latexfreier Materialien ist die Latexallergie in Deutschland allerdings rückläufig. Das Latexallergen gelangt über drei Wege der Exposition in den Körper:

- über die Haut, z. B. beim Tragen von Latexhandschuhen,
- inhalativ über aerogene Latexpartikel, die hauptsächlich bei der Verwendung gepuderter Latexhandschuhe freigesetzt werden,
- bei diagnostischen und therapeutischen Eingriffen mit Schleimhautkontakt, hier insbesondere während einer Operation.

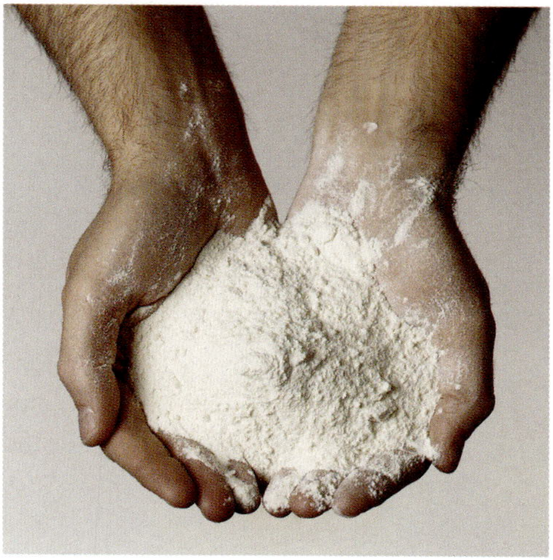

▲ Mehlstaub kann zu erheblichen Asthmabeschwerden führen.

Neben Asthma kommt es verstärkt zu allergischen Hauterkrankungen an den Händen wie der Nesselsucht, aber in Einzelfällen auch zu schweren systemischen Reaktionen.

Beim Auftreten einer berufsallergischen Erkrankung sollte gegebenenfalls ein Berufswechsel angestrebt werden.

Patienten mit Latexallergien leiden relativ häufig an einer Kreuzallergie, d.h. sie sind z.B. auch allergisch gegen bestimmte Nahrungsmittel wie Bananen, Avocados, Kiwi und Papaya-Früchte.

Tierhaarallergie: Ratten, Meerschweinchen und Kaninchen sind oft die Ursache für eine Sensibilisierung von Personal in Forschungslaboratorien.

Asthma durch Insektengifte

Nur wenige stechende Insekten sind in der Lage, beim Menschen eine Insektengiftallergie auszulösen. Dazu gehören hierzulande insbesondere Bienen, Wespen, Hummeln und Hornissen. Im Gegensatz zum Bienengift besteht zwischen Wespen- und Hornissengift wegen der Ähnlichkeit ihrer Eiweißstruktur gewöhnlich eine Kreuzallergie: Bei Allergie auf eines der beiden Gifte ist davon auszugehen, dass der Betroffene auch auf den Stich des anderen Insekts allergisch reagiert.

Besondere Gefahr besteht in der Nähe von Insektennestern, vor allem an schwülen und heißen Tagen. Eine asthmatische Reaktion auf einen Insektenstich ist eher selten. Häufiger sind örtlich begrenzte Wasseransammlungen (Ödeme), z.B. im Rachen-, Hals- und Kehlkopfbereich. Dabei kann es zu einer Einengung der zentralen Atemwege oder Kreislaufreaktionen mit Blutdruckabfall und Schweißausbruch kommen (allergischer Schock). In seltenen schweren Fällen tritt eine tödliche allergische (anaphylaktische) Reaktion ein.

Berufsbedingtes Asthma und seine Auslöser

Berufe	Allergene bzw. nichtallergisierende Reizstoffe
Bäcker, Müller	Mehlstäube, Getreide
Tierpfleger, Tierärzte	Tierhaare, -epithelien, -exkremente
medizinische Berufe	Latex, Medikamente
Arbeiter in der Waschmittelherstellung	(proteolytische) Enzyme
Friseure	Haarfärbemittel, Persulfate
Elektroniklöter	Kolophonium-Harze
Maler, Lackierer	Isocyanate
Schreiner	Holzstäube
Arbeiter in der Platinherstellung	Platin-, Vanadiumsalze
Arbeiter in der Kunststoff- und Farben-Industrie	Epoxidharze

Asthma durch Nahrungsmittel bzw. ihre Zusatzstoffe

Nahrungsmittel wie beispielsweise Äpfel können allergisches Asthma auslösen. Dabei handelt es sich um eine so genannte Kreuzallergie. Das eigentliche Allergen sind dabei die Birkenpollen. Nahrungsmittelzusatzstoffe wie Sulfate, Benzoesäure und Ameisensäure führen hingegen eher zu pseudoallergischen Reaktionen (siehe S. 56). Ausführlicher wird auf diese Problematik ab S. 133 eingegangen.

Therapie

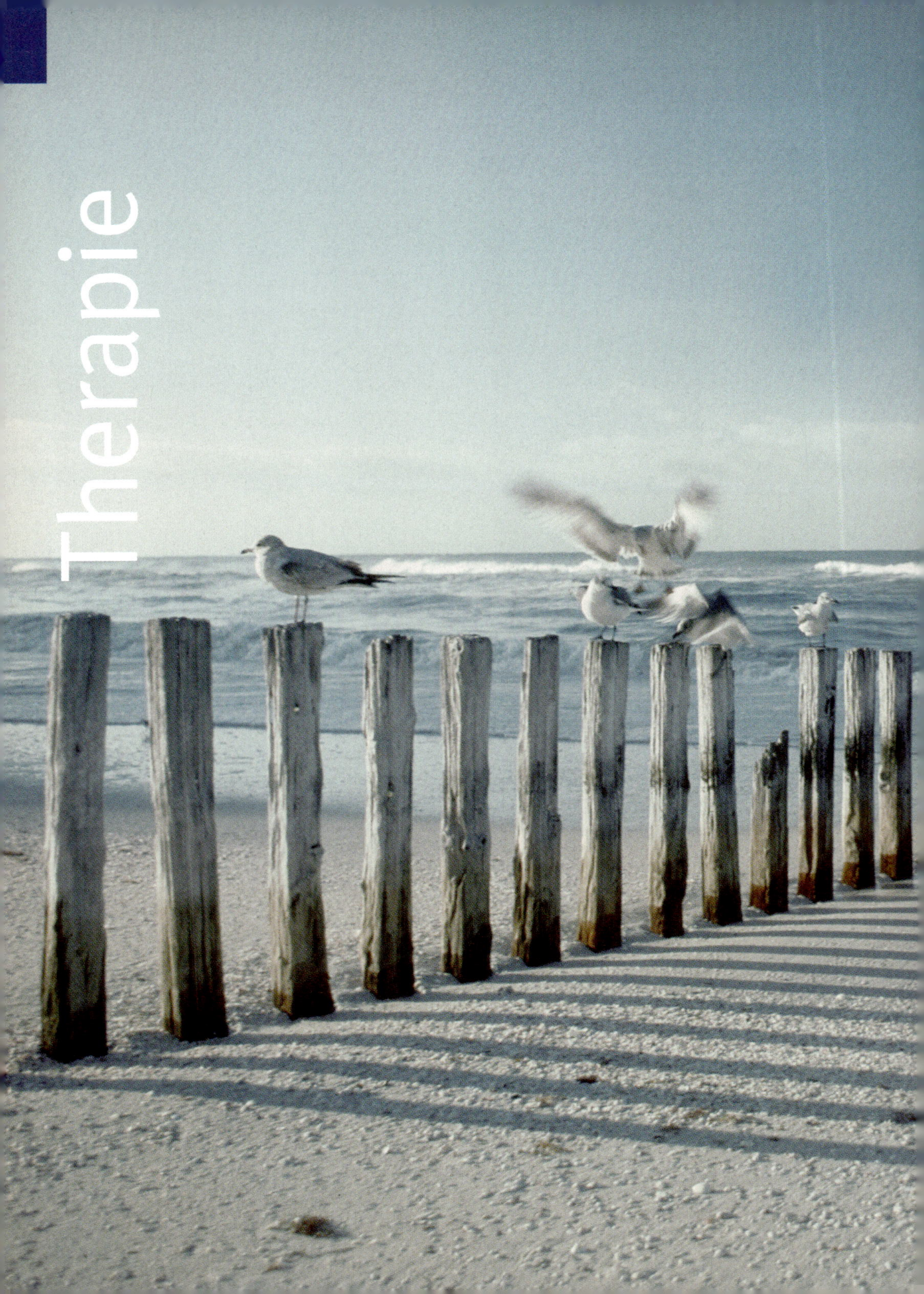

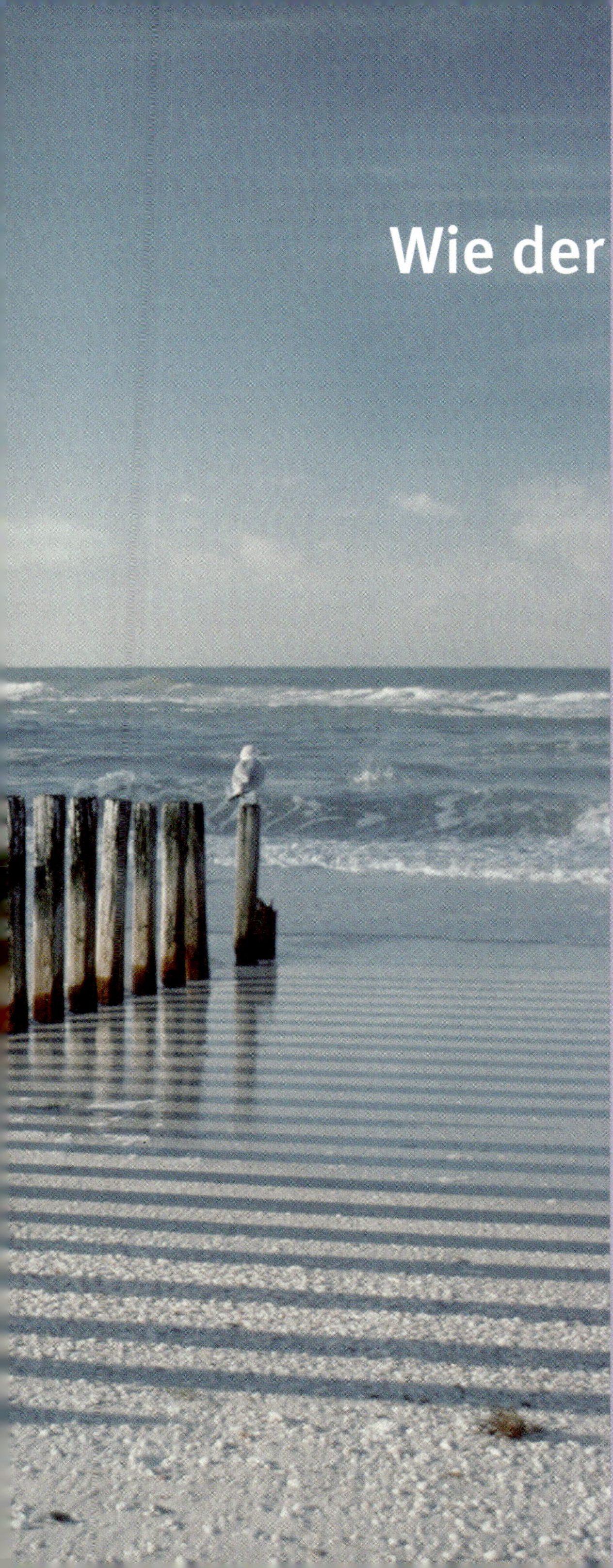

Wie der Arzt behandelt

Es gibt sehr wirksame Asthmamedikamente. Viele Asthmatiker können daher vollkommen beschwerdefrei leben. Im folgenden Kapitel erfahren Sie, welche Präparate zur Verfügung stehen und wann sie eingesetzt werden. Sie lesen auch, wie Sie Ihr Asthma selbst kontrollieren und Ihre Medikamente bedarfsgerecht einnehmen können. Alle weiteren Therapieoptionen werden ebenfalls beschrieben und bewertet.

Grundlagen der medikamentösen Therapie

Die medikamentöse Asthmatherapie basiert auf der wissenschaftlichen Erkenntnis, dass der grundlegende Prozess beim chronischen Asthma eine bronchiale Entzündungsreaktion ist, die zu einer Verengung der Atemwege führt. Daher sind nicht nur bronchialerweiternde (bronchospasmolytische), sondern insbesondere antientzündliche Medikamente erforderlich.

Asthmamedikamente werden vorzugsweise inhaliert, da der Wirkstoff so rasch und ohne Umwege zum »Ort des Geschehens« gelangt und deshalb geringere Nebenwirkungen verursacht. Die mit Abstand wichtigste Medikamentengruppe zur Behandlung des Asthmas sind die inhalativen Corticoide. Sie hemmen praktisch alle Entzündungszellen und fördern die Bildung neuer Beta-2-Rezeptoren. Dadurch wird die Ansprechbarkeit der Bronchien auf erweiternde Medikamente verbessert.

Wichtig

Es steht heute außer Zweifel, dass die Therapie mit inhalativen Corticoiden nicht nur bei Erwachsenen, sondern auch bei Kindern frühzeitig beginnen sollte. Auch wenn nicht alle asthmabedingten Veränderungen der Atemwege auf Corticoide ansprechen, konnte nachgewiesen werden, dass der rechtzeitige Einsatz von inhalierbarem Cortison Umbauvorgänge in den Atemwegen verhindern kann.

Wichtigste Substanzgruppen der bronchialerweiternden Medikamente sind die Beta-2-Mimetika, die auch als Beta-2-Rezeptor-Stimulatoren bezeichnet werden. Diese gab es früher nur als kurz (ca. 4 Stunden) wirksame Sprays. Die Entwicklung der lang (ca. 12 Stunden) wirksamen Wirkstoffe Formoterol und Salmeterol haben die Asthmatherapie und -kontrolle inzwischen verbessert. Eine Weiterentwicklung stellen die Kombinationspräparate von lang wirksamen Beta-2-Mimetika und inhalativen Steroiden wie Salmeterol/Fluticason (Präparat Viani oder Atmadisc) sowie Formoterol/Budesonid (Präparat Symbicort) dar. Neu hinzugekommen ist die Kombination von Formoterol/Beclomethason (Präparate Foster und Inuvair). Gerade bei höhergradigem Asthma stellt die Einnahme eines Kombinationspräparates (bronchialerweiternd und antientzündlich) eine Verbesserung der Therapiesicherheit dar, zumal nachgewiesen werden konnte, dass sich bei gleichzeitiger Einnahme die beiden Substanzgruppen gegenseitig verstärken (siehe S. 73).

INFO

Welche Ziele hat die Asthmatherapie?

Die Therapie des Asthmas sollte folgende Ziele verfolgen (nach Deutsche Atemwegsliga 2005):

- keine Beschwerden (Luftnot, Husten, nächtliches Erwachen)
- keine Verschlechterung des Asthmas
- keine Notfallbehandlungen
- kein Bedarf an zusätzlichen rasch wirksamen bronchialerweiternden Medikamenten
- keine Einschränkung der psychischen und physischen Leistungsfähigkeit
- normale Lungenfunktion und Peak-Flow-Werte
- keine Nebenwirkungen durch Medikamente
- keine krankheitsbedingte Beeinträchtigung der körperlichen, psychischen und geistigen Entwicklung von Kindern und Jugendlichen

Welche Asthmamedikamente gibt es?

Grundsätzlich unterscheidet man zwei große Medikamentengruppen nach ihrer Wirkungsweise. Die eine wirkt entzündungshemmend (antientzündlich), die andere bronchialerweiternd. Die wichtigste Medikamentengruppe in der Dauerbehandlung von Asthma ist die der inhalativen Corticoide, also cortisonhaltige Sprays. Sie wirken stark entzündungshemmend und ermöglichen dadurch eine langfristige Kontrolle des Asthmas.

Wichtig

Eine sofortige Erleichterung der Atmung ist nur durch eine unmittelbar wirksame Erweiterung der Atemwege möglich. Hierzu eignen sich am besten die Beta-2-Mimetika. Dieses Medikament ist deshalb auch im Notfall unverzichtbar.

Die beiden Medikamentengruppen in der Asthmatherapie

Entzündungshemmende Präparate	Bronchialerweiternde Präparate
▪ Corticoide (inhalativ) ▪ Leukotrien-Rezeptor-Antagonisten (Tabl.) ▪ Corticoide (systemisch) ▪ Anti-IgE (Spritzen)	▪ Beta-2-Mimetika (inhalativ) ▪ Anticholinergika (inhalativ) ▪ Theophyllin (systemisch)

Medikamente, die die Atemwege erweitern

Die medikamentöse Erweiterung der Bronchien führt zu einer Erleichterung der Atemarbeit und damit zur Abnahme der Luftnot. Atemwegserweiternde Medikamente haben allerdings keine Wirkung auf die Schleimhautentzündung bei Asthma. Ihre alleinige Einnahme ohne antientzündliche Medikamente ist daher unzureichend. Langfristig kann eine solche Therapie sogar gefährlich werden, da Entzündung und Überempfindlichkeit im Verlauf der Asthmaerkrankung zunehmen.

Beta-2-Mimetika erweitern die Bronchien am stärksten

Die wichtigste Medikamentengruppe zur Öffnung der Atemwege sind die Beta-2-Mimetika. Sie sind auch unter dem Namen Beta-2-Rezeptor-Stimulatoren, Beta-Mimetika und Beta-2-Rezeptor-Agonisten bekannt. Es handelt sich hierbei immer um die gleiche Substanzklasse. Diese Medikamentengruppe wirkt stimulierend auf die Empfängerstellen der Atemwegsmuskulatur, die Betarezeptoren (siehe S. 25). Werden die Betarezeptoren stimuliert, löst sich die asthmatische Verkrampfung der Atemwegsmuskulatur und die Atemwege werden wieder weit. Sie können wieder ohne Atemnot ein- und ausatmen.

Die Beta-2-Mimetika lassen sich nach der Schnelligkeit des Wirkungseintritts und der Dauer der Wirkung in drei Gruppen unterteilen:

- kurz und rasch wirksame (nach wenigen Minuten wirksam, ca. 4 Stunden anhaltend),
- lang und rasch wirksame (nach wenigen Minuten wirksam, ca. 12 Stunden anhaltend),

- lang wirksame mit verzögertem Wirkungseintritt (nach ca. 15–30 Minuten wirksam, ca. 12 Stunden anhaltend).

Wann benutzt man kurz wirkende Beta-2-Mimetika?

Kurz wirksame Beta-2-Mimetika werden vor allem bei Bedarf und im Notfall eingesetzt. Sie führen zu einer raschen Besserung von Atemnot durch eine Erweiterung der Bronchien. Die Wirkung hält etwa 4 Stunden an.

Welche Beta-2-Mimetika gibt es?

Wirkstoff	Medikament (Beispiele)
kurz + rasch wirksame inhalative Beta-2-Mimetika	
Fenoterol	Berotec Dosieraerosol
Salbutamol	Sultanol Dosieraerosol, Apsomol Dosieraerosol, Salbulair Autohaler, Salbutamol-Generika
Terbutalin	Aerodur Turbohaler
lang + rasch wirksame inhalative Beta-2-Mimetika	
Formoterol (Wirkungseintritt rasch)	Foradil P, Oxis Turbohaler
lang wirksame inhalative Beta-2-Mimetika mit verzögertem Wirkeintritt	
Salmeterol (Wirkungseintritt verzögert)	Aeromax Dosieraerosol, Serevent Dosieraerosol Aeromax Diskus, Serevent Diskus
lang wirksame systemische Beta-2-Mimetika (Tabletten)	
Bambuterol	Bambec
Salbutamol	Volmac
Terbutalin	Bricanyl-Duriles
Tulobuterol	Atenos, Brelomax
Clenbuterol	Spiropent

Wann benutzt man lang wirkende Beta-2-Mimetika?

Die lang wirksamen inhalativen Beta-2-Mimetika werden mit besonderem Erfolg bei nächtlichem Asthma bronchiale eingesetzt. Sie werden immer dann verschrieben, wenn mehr als 2–4 Hübe pro Tag eines kurz wirksamen Beta-2-Mimetikums erforderlich wären. Inhalative Pulver oder Sprays erhalten den Vorzug, da sie im Gegensatz zur systemischen Therapie mit Tabletten deutlich weniger Nebenwirkungen (z. B. Herzjagen oder Rhythmusstörungen) verursachen. Sie können außerdem niedriger dosiert werden. Bei gleichzeitiger Einnahme von langzeitwirksamen Beta-2-Mimetika und inhalativen Corticoiden tritt eine gegenseitige Wirkungsverstärkung ein. Die Mechanismen dieser Wechselwirkung sind noch nicht völlig geklärt. Diese Medikamentengruppe ist erst ab dem 6. Lebensjahr anwendbar.

Welche Nebenwirkungen können auftreten?

Nebenwirkungen treten bei Einnahme von Beta-2-Mimetika nur dann auf, wenn Sie die Beta-2-Mimetika in hoher Dosis, z. B. die rasch wirksamen mehr als 10 Hübe täglich inhalieren. Die Höchstdosis für Salmeterol (Serevent) beispielsweise beträgt 100 µg täglich. Wichtigste Nebenwirkungen sind Herzjagen und Zittern. Auch wenn Sie nur einen oder zwei Hübe eines Beta-2-Mimetikums inhalieren, kann es zu Nebenwirkungen kommen, die aber in der Regel nach etwa 20 Minuten verschwinden und als harmlos einzustufen sind.

Nebenwirkungen von Beta-2-Mimetika bei Überdosierung:

- Herzjagen
- Zittern
- Panik, Angstzustände
- Kaliumverlust: Serumspiegel erniedrigt
- EKG-Veränderungen
- Herzrhythmusstörungen
- Muskelschädigung
- Milchsäureanstieg im Blut

Anticholinergika werden nur selten eingesetzt

Anticholinergika beeinflussen Rezeptoren des vegetativen Nervensystems (Muscarinrezeptoren). So tragen sie indirekt zur Erweiterung der Bronchien bei. Durch den unterschiedlichen Wirkmechanismus können sie die Beta-2-Mimetika ergänzen. Im Vergleich mit Beta-2-Mimetika haben sie eine geringere bronchialerweiternde Wirkung. Deshalb werden Anticholinergika in Europa selten zur Dauerbehandlung von Asthma eingesetzt. Im Notfall, besonders in der Kombination mit kurz wirksamen Beta-2-Mimetika ist diese Substanz beim schweren Asthmaanfall gut geeignet.

Inhalative kurzwirksame Anticholinergika

Wirkstoff	Medikament (Beispiele)
Ipratropiumbromid	Atrovent-Inhaletten, Atrovent-Lösung
Oxitropiumbromid	Ventilat-Dosieraerosol, Ventilat-Kapseln

Theophylline kommen nur bei höhergradigem Asthma in Frage

Diese Medikamentengruppe wird seit mehr als 50 Jahren in der Asthmatherapie eingesetzt. Die Theophylline gehören zu den ältesten und preiswertesten Asthmamedikamenten. Sie haben nur eine mäßige bronchialerweiternde Wirkung, die deutlich geringer ist als die der Beta-2-Mimetika. Früher wurde Theophyllin in möglichst hoher Dosis gegeben. Wegen der dabei häufig auftretenden Nebenwirkungen wurde die Theophyllintherapie zunehmend vermieden. Für den Asthmaanfall wird Theophyllin inzwischen nicht mehr empfohlen.

Theophylline können bei höhergradigem Asthma verordnet (ab Stufe 3, siehe S. 89) werden, sofern eine Stabilisierung mit inhalativen Corticoiden und lang wirksamen bronchialerweiternden Beta-2-Mimetika nicht ausreichend erreicht wird.

Wie nimmt man Theophylline ein?

Theophylline werden als Tabletten in retardierter Form verschrieben (z. B. Euphylong, Uniphyllin retard), d. h. der Wirkstoff wird zeitlich verzögert freigesetzt, dadurch erzielt man einen über den Tag konstanten Blutspiegel und das Medikament muss nur noch 1-mal oder 2-mal täglich eingenommen werden.

Wichtig

Um Nebenwirkungen zu vermeiden, sollte retardiertes Theophyllin in niedriger Dosis (400–600 mg/Tag) verordnet werden. Die intravenöse Gabe von Theophyllin d. h. eine Theophyllin-Spritze direkt in die Vene – wie früher bei Notfällen üblich – wird generell nicht mehr empfohlen.

Welche Nebenwirkungen sind möglich?

Der Nachteil von Theophyllin besteht in den erheblichen Nebenwirkungen bei Überdosierung. Theophyllin hat chemisch eine dem Koffein verwandte Struktur. Dies erklärt, warum es in hohen Dosen wie eine Überdosis Kaffee wirken kann: Der Betroffene reagiert mit stärkerem Schwitzen, Herzjagen sowie Nervosität. Magenempfindliche klagen oft auch über Übelkeit oder Bauchschmerzen und Appetitlosigkeit. Patienten mit verstärktem Rückfluss von Magensaft in die Speiseröhre (chronische Refluxkrankheit) klagen bei Einsatz von Theophyllin häufig über vermehrtes Sodbrennen und Aufstoßen. Auch Schlafstörungen kommen vor, sodass insbesondere bei Kindern Theophylline zurückhaltend verordnet werden sollten.

Was Sie bei der Einnahme beachten müssen

Theophylline sind grundsätzlich vorsichtig zu dosieren, zumal unter bestimmten Umständen (s. u.) die Ausscheidung des Wirkstoffs vermindert ist. Erhöhen Sie also die Dosis nicht ohne Rücksprache mit Ihrem Arzt. Dies gilt insbesondere, wenn Sie bereits eine höhere Dosis einnehmen (mehr als 600 mg/Tag). Besonders gefürchtet sind Nebenwirkungen auf das zentrale Nervensystem. Patienten mit Hirnkrampfanfällen (z. B. Epilepsie) sollten deshalb Theophylline nicht einnehmen.

Bei Theophyllineinnahme ist zu beachten, dass der Theophyllinblutspiegel durch Einnahme bestimmter Medikamente (z. B. Erythromycin und Cimetidine) erhöht werden kann. Ursache ist eine verminderte Ausscheidung des Medikaments über den Urin. Dies ist auch bei Virusinfekten, Herzschwäche und Lebererkrankungen möglich. In diesem Fall ist die Theophyllindosis nach Rücksprache mit Ihrem Arzt zu reduzieren. Raucher dagegen benötigen höhere Theophyllindosen, weil bei ihnen der Abbau dieses Medikaments beschleunigt ist.

Wichtig

Um unerwünschte Nebenwirkungen zu vermeiden, ist es insbesondere bei höherer Dosierung notwendig, den Theophyllinspiegel im Blut vom Arzt bestimmen zu lassen. Er sollte sich im Bereich von 5–15 mg/l befinden. Die Messung ist in der Regel 1–2 × pro Jahr sinnvoll.

INFO

Brochialerweiterung allein genügt nicht

Ein Beta-2-Mimetikum allein einzunehmen, reicht nur dann aus, wenn die Asthmabeschwerden bei Ihnen selten sind, also z. B. nach körperlicher Belastung auftreten. Alle anderen Asthmatiker benötigen jedoch zusätzlich ein antientzündliches Medikament.

Den größten Fehler, den ein Asthmatiker begehen kann, ist, sich auf die Einnahme von bronchialerweiternden Beta-2-Mimetika zu beschränken. Am Anfang wird es ihm noch gut gehen, weil die sofortige Bronchialerweiterung zu einer erleichterten Atmung führt. Die Entzündung in den Bronchien wird unterdessen jedoch fortschreiten und das Asthma im Verlauf verschlimmern. Dies können Sie durch die gleichzeitige Einnahme antientzündlicher Medikamente – vorrangig inhalativer Steroide (siehe S. 73ff) – verhindern.

Bei mittel- und höhergradigem Asthma haben sich dabei Kombinationspräparate bzw. Fixkombinationen dieser beiden Substanzgruppen (z. B. Symbicort, Atmadisc, Viani) bewährt, weil sie garantieren, dass mit dem bronchialerweiternden Medikament auch das antientzündliche inhalative Cortison eingenommen wird.

So konnte z. B. bei Therapie mit Budesonid plus Formoterol (Symbicort) wissenschaftlich eine verbesserte Asthmakontrolle mit Reduktion der Asthmaanfälle unter relativ niedrigen Dosierungen nachgewiesen werden. Daher wurde auch eine entsprechende Empfehlung für die Kombinationspräparate in die neuen internationalen Asthmaleitlinien (Global Initiative for Asthma – GINA, Dezember 2006) aufgenommen.

Entzündungshemmende Medikamente

Das oberste Prinzip einer erfolgreichen Asthmatherapie ist die frühzeitige inhalative antientzündliche Behandlung der Bronchialschleimhaut. Studien aus den Niederlanden und Skandinavien an Erwachsenen und Kindern mit Asthma belegen, dass eine Verzögerung des Therapiebeginns mit inhalativen Steroiden zu einer kontinuierlich abnehmenden Lungenfunktion führen kann. Das Asthma lässt sich im weiteren Verlauf medikamentös immer schlechter beeinflussen.

Inhalatives Cortison ist das wirksamste Mittel

Pharmazeutisch hergestellte Abkömmlinge des Cortisons werden als Corticoide, Glucocorticoide oder Corticosteroide bezeichnet. Die Ausdrücke werden im Text synonym verwendet.

Inhalatives Cortison ist bis zum heutigen Tag das wirksamste antientzündliche Medikament. Durch die Inhalation wirkt es direkt vor Ort, d. h. im Bronchialsystem. Es hemmt die Aktivierung von Entzündungszellen sowie die Freisetzung zahlreicher Botenstoffe aus vielen verschiedenen Entzündungszellen, die bei der Asthmareaktion eine Rolle spielen. Wissenschaftlich konnte nachgewiesen werden, dass sich bereits nach dreimonatiger regelmäßiger Behandlung mit inhalativen Corticoiden die Anzahl von Entzündungszellen in der Bronchialschleimhaut sowie in der Spülflüssigkeit der Bronchien und Lungenbläschen normalisierte und die vorher geschädigte oberste Zellschicht der Bronchialschleimhaut abgeheilt war.

Die Therapie mit inhalativen Corticoiden sollte möglichst frühzeitig begonnen werden, weil bereits im Frühstadium der Erkrankung eine bronchiale Entzündungsreaktion nachweisbar ist. Werden inhalative Corticoide verspätet – z. B. 2 Jahre nach Erkrankungsbeginn – gegeben, sind Verbesserungen der Lungenfunktion und der bronchialen Überempfindlichkeit geringer ausgeprägt als bei Patienten, die schon zu Beginn der Erkrankung behandelt wurden.

Cortison wird vorzugsweise über einen Pulverinhalator oder über ein Dosieraerosol inhaliert (siehe S. 96). Der Vorteil der Inhalation ist die relativ große Wirksamkeit am »Ort des Geschehens« sowie die geringen Nebenwirkungen auf den restlichen Körper, weil bei normaler Dosierung nur minimale Mengen über die Lunge in das Blut aufgenommen werden.

Vorteile einer frühzeitigen Therapie mit inhalativen Corticoiden:
Die frühzeitige Entzündungshemmung verhindert:

- Umbauvorgänge an der Bronchialschleimhaut,
- eine Zunahme der Bronchialverengung,
- den kontinuierlichen Abfall der Lungenfunktionswerte,
- die Abnahme der körperlichen Belastbarkeit,
- eine Destabilisierung des Krankheitsverlaufs,
- das Nachlassen der Wirkung von Beta-2-Mimetika,
- eine Häufung von Krankenhauseinweisungen wegen Asthma,
- zunehmenden Medikamentenbedarf und
- eine Abnahme der Lebensqualität.

INFO

Wie wirkt Cortison?

Cortison ist ein lebenswichtiges Hormon, das auch natürlicherweise in unserem Körper vorkommt. Es wird in den Nebennieren gebildet und hat zahlreiche Funktionen, z. B. im Kohlenhydrat- und Mineralstoffhaushalt des Menschen. Die Ausschüttung von Cortison im Körper wird über Hormone der Hirnanhangdrüse gesteuert.

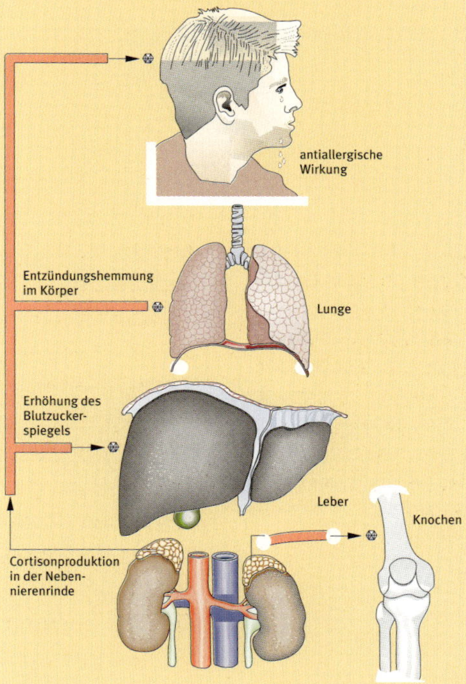

Cortison zum Inhalieren

Wirkstoff	Medikament (Beispiele)
Budesonid	Pulmicort-Turbohaler (Pulver), Budesonid-Generika: Budesonid CT-Autohaler (Treibgas HFA), Budecort-Novolizer (Pulver), Budes-Easyhaler (Pulver), Budesonid ratiopharm Jethaler (Pulver)
Fluticason	Flutide Dosieraerosol oder Diskus (Pulver), Atemur Diskus (Pulver)
Beclomethason	Sanasthmyl Rotadisc (Pulver), Sanasthmax Diskus (Pulver), Ventolair Autohaler (HFA-Lösung), Beclomethason-Dosieraerosol-Generika: Beclomethason ratiopharm DA (HFA-Lösung), Becloturmant HFA DA, Beclohexal DA (HFA-Lösung)
Mometason	Asmanex Twisthaler (Pulver)
Ciclesonid	Alvesco DA (HFA-Lösung),

DA = Dosieraerosol, HFA = chlorfreie Hydrofluoralkane

Was Sie bei der Inhalation beachten sollten

Wird ein Corticoid inhaliert, so wird der größte Teil davon im Mund-Rachen-Raum abgelagert, ein kleinerer Teil gelangt in die Atemwege und in die Speiseröhre. Nebenwirkungen treten lediglich lokal, also im Mund-Rachen-Bereich auf. Als Folge der Cortisoninhalation kann eine Pilzinfektion (Soor) der Mundhöhle und des Rachens entstehen. Erste Hinweise darauf sind eine Geschmacksveränderung und eine weißlich belegte Zunge. Außerdem können inhalierbare Cortisone zu einer Schwächung der Stimmbandmuskeln und somit zu Heiserkeit führen.

Die große Mehrheit der Asthmatiker, die Cortison einnehmen, verwendet nur die inhalativen Corticoide. Hier ist nur mit lokalen, geringfügigen Nebenwirkungen zu rechnen, die bei richtiger Anwendung meist vermieden werden können.

Bei höheren Dosen kann es zu einer geringfügigen Einschränkung des Längenwachstums bei Kindern kommen. Hier handelt es sich jedoch meist nur um eine Verzögerung des Wachstums, die auch bei fortbestehender Therapie später ausgeglichen wird. Nur bei sehr hohen Dosen sind – durch Aufnahme von Cortison in die Blutbahn – systemische Nebenwirkungen (siehe S. 78) zu erwarten.

Spülen Sie grundsätzlich nach jeder Cortison-Inhalation Mund und Rachen aus. Wenn Sie Ihr Präparat immer morgens und abends vor dem Zähneputzen inhalieren, hat das Medikament einen festen Platz im Bad und kann nicht vergessen werden.

Stärkere antientzündliche Wirksamkeit und geringere Nebenwirkungen verspricht das Präparat Alvesco (Wirkstoff: Ciclesonid), das nur einmal gegeben werden muss und erst auf der Bronchialschleimhaut zum wirksamen Cortison umgewandelt wird.

Tagesdosen inhalativer Corticosteroide für Erwachsene (nach Deutsche Atemwegsliga 2005)

Wirkstoff	Stufe 2 niedrige Dosis	Stufe 3 mittlere Dosis	Stufe 4 hohe Dosis
Beclomethason	≤ 500 µg	≤ 1000 µg	≤ 2000 µg
Budesonid	≤ 400 µg	≤ 800 µg	≤ 1600 µg
Ciclesonid	80–160 µg	160 µg	> 160 µg
Fluticason	≤ 250 µg	≤ 500 µg	≤ 1000 µg
Mometason	200 µg	400 µg	800 µg

Kombination von Cortison plus Beta-2-Mimetikum

Derzeit sind fünf Präparate zur Inhalation verfügbar, die ein lang wirksames bronchialerweiterndes Beta-2-Mimetikum und ein Corticoid in Kombination enthalten. Sie gewährleisten bei regelmäßiger Einnahme eine verlässliche antientzündliche und bronchialerweiternde Basistherapie mit nur einem Medikament.

Verfügbare Kombinationspräparate

Medikament	Cortison	Beta-2-Mimetikum	Inhalationssystem
Viani	100–500 µg Fluticason	50 µg Salmeterol (lang wirksam mit verzögertem Wirkungseintritt)	Inhalation als Pulver über Diskus
Atmadisc	100–500 µg Fluticason	50 µg Salmeterol (lang wirksam mit verzögertem Wirkungseintritt)	Inhalation als Pulver über Diskus
Symbicort	80–320 µg Budesonid (freigesetzte Dosis)	4,5–9 µg Formoterol (lang wirksam mit raschem Wirkungseintritt)	Inhalation als Pulver über Turbohaler
Foster	100 µg Beclomethason	6 µg Formoterol (lang wirksam mit raschem Wirkungseintritt)	Inhalation als Treibgas- Dosieraerosol mit HFA
Inuvair	100 µg Beclomethason	6 µg Formoterol (lang wirksam mit raschem Wirkungseintritt)	Inhalation als Treibgas-Dosieraerosol mit HFA

HFA = chlorfreie Hydrofluoralkane

Wichtig

Diese Kombinationspräparate sollten nur bei mittel- und höhergradigem Asthma (Stufe 3 und 4) angewendet werden (siehe S. 89).

Der Vorteil einer solchen Kombinationstherapie ist, dass in den meisten Fällen eine zusätzliche Asthmamedikation entfällt. Dies ist sehr bequem und unterstützt eine zuverlässige Einnahme. Wissenschaftliche Untersuchungen konnten belegen, dass sich die Einzelsubstanzen in der Kombination gegenseitig verstärken. Dadurch kann die Gesamtdosis der eingenommenen inhalierbaren Corticoide meist reduziert werden.

Wie unterscheiden sich die einzelnen Medikamente?

Symbicort, Inuvair und Foster haben gegenüber Viani und Atmadisc den Vorteil einer rasch wirksamen Bronchialerweiterung. Ein weiterer Vorzug ist, dass aufgrund der niedrigen Formoteroldosis bei Verstärkung der Atembeschwerden das Medikament häufiger genommen und die Dosis angepasst werden kann. Sie müssen – im Gegensatz zu Viani bzw. Atmadisc – nicht zu einem zweiten Präparat mit höherer Steroiddosis greifen.

Sprays bzw. Dosieraerosole in HFA-Lösung (Foster, Inuvair) werden von einigen Patienten den Pulverinhalaten vorgezogen, weil das Medikament mit weniger Kraft eingeatmet werden kann. Inhalierhilfen sind – im Gegensatz zu den früher gebräuchlichen Dosieraerosolen – in der Regel dabei nicht notwendig.

Mit der neuen Fixkombination aus dem inhalativen Corticoid Beclomethason und dem lang wirksamen Beta-2-Mimetikum Formoterol (Inuvair bzw. Foster) werden nicht nur die großen, sondern auch die kleinen Atemwege erreicht. Für den Inhalator der neuen Fixkombination wird die Modulite-Technik verwendet, mit der sich Partikel in einer Größe von etwa 1,1 µm erzeugen lassen, die aus dem Inhalator als sanfte Wolke strömen und bis in die kleinsten Verästelungen des Bronchialbaums vordringen. Auch diese sind beim Asthma entzündet.

Vergleichsstudien haben ergeben, dass sich mit der neuen Fixkombination aus Beclomethason und Formoterol mindestens so gute Effekte auf Lungenfunktion und Symptomkontrolle erzielen lassen wie mit etablierten Präparaten. Dabei ist die Steroiddosis in dem neuen Präparat sogar noch geringer.

Neues Therapiekonzept: Symbicort SMART

Ein neues bisher einzigartiges Therapiekonzept mit nur einem Präparat (Symbicort) wurde Anfang 2007 über die Europäische Zulassungsbehörde und auch in Deutschland zugelassen. Es heißt: Symbicort SMART, was für »Symbicort Maintenance And Reliever Therapy« = »Symbicort als Basis- und Bedarfstherapie« steht. Symbicort SMART erhielt die Zulassung, nachdem in fünf Studien mit mehr als 12 000 Patienten gezeigt werden konnte, dass die Häufigkeit von Asthmaanfällen damit signifikant reduziert werden kann.

Als Basistherapie werden 2×1 oder 1×2 Hübe als Dauermedikation inhaliert und bedarfsweise, d. h. abhängig vom Beschwerdebild zusätzliche Hübe. Die maximale Gesamtdosis beträgt 12 Inhalationen (Hübe) pro Tag, wobei in der Regel kaum mehr als 8 Inhalationen pro Tag benötigt werden. Symbicort SMART ist erst ab 18 Jahren zugelassen.

Weitere Kombinationspräparate sind in der Entwicklung.

Systemische Cortisontherapie

Wichtig

Cortison hat erhebliche Nebenwirkungen, sofern es über einen längeren Zeitraum in höheren Dosen in den Körper aufgenommen wird, also bei einer systemischen Therapie mit Tabletten oder Injektionen. Eine einmalige systemische Cortisonbehandlung, z. B. bei einem akuten Asthmaanfall, ist in der Regel unproblematisch.

Die systemische Cortisontherapie in Form von Tabletten oder Spritzen sollte nur dann verwendet werden, wenn mit der inhalativen Therapie, auch in hohen Dosierungen, eine Stabilisierung bzw. Besserung der Asthmabeschwerden nicht erreicht werden konnte. In diesem Fall muss Ihr Arzt entscheiden, ob eine kurzzeitige Cortisontherapie mit Tabletten oder Spritzen sinnvoll ist. In einer strukturierten Patientenschulung (siehe S. 145) können Sie lernen, eine Cortison-Stoßtherapie auch selbst anzuwenden.

Kurzfristige oder dauerhafte Einnahme von Cortisontabletten

Bei längerer Einnahme von Cortisontabletten müssen Sie mit erheblichen Nebenwirkungen (siehe S. 78) rechnen. Deshalb kommt bevorzugt die nur wenige Tage dauernde Stoßtherapie zum Einsatz. Die Cortisondosis wird dabei zunächst relativ hoch gewählt und dann stufenweise, z. B. im 4-Tage-Rhythmus, reduziert.

Systemische Cortisonstoßtherapie mit Tabletten (Beispiel anhand von Prednisolon 5-mg-Tabletten)

1.–4. Tag	8 Tabletten (à 5 mg) täglich oder 40 mg Prednisolon
5.–8. Tag	4 Tabletten (à 5 mg) täglich oder 20 mg Prednisolon
9.–12. Tag	2 Tabletten (à 5 mg) täglich oder 10 mg Prednisolon

Ihr Arzt wird immer bestrebt sein, Ihnen so wenig Cortison wie möglich zu geben. Nicht immer ist eine Stoßtherapie ausreichend. Bei starkem Asthma, das glücklicherweise nur selten auftritt, ist manchmal auch eine Dauerbehandlung mit Cortisontabletten notwendig. Ziel sollte dabei sein, die Dosis so niedrig wie möglich zu halten und gleichzeitig Medikamente einzunehmen, die einer Knochenentkalkung entgegenwirken.

Es empfiehlt sich, Cortisontabletten in der Haus- und Reiseapotheke bereitzuhalten. Dann sind Sie für den Notfall gerüstet und können die Cortisonstoßtherapie auch selbstständig beginnen.

Wichtig

Cortison wirkt niemals sofort. Die Wirkung beginnt erst nach ca. 30 Minuten und erreicht ein Maximum nach 2 Stunden. Wenn Sie einen empfindlichen Magen haben, sollten Sie begleitend Säureblocker einnehmen.

INFO

Die Cortisonspritze – nur im Notfall

Bei einem schweren Asthmaanfall wird sich der Arzt möglicherweise dafür entscheiden, Ihnen das Cortison in die Vene zu injizieren. Kein Arzt tut das gern, weil er sich der Nebenwirkungen bewusst ist. Andererseits sind Cortisoninjektionen in manchen akuten Krankheitsfällen lebensrettend, so etwa bei allergischem Schock und bei sehr schweren Asthmaanfällen. Eine kurzfristige hoch dosierte Cortisontherapie ist grundsätzlich ohne Bedenken durchführbar. Probleme entstehen erst bei Langzeitanwendung.

Die Spritze in den Muskel (intramuskuläre Injektion) ist nur dann der Tabletteneinnahme vorzuziehen, wenn der Patient seine Medikamente nicht verlässlich einnimmt. Diese Anwendungsform ist sehr kritisch zu beurteilen, weil sie – noch stärker als die Einnahme von Cortisontabletten – gleichmäßige Cortisonspiegel im Blut verursacht und somit die natürlichen tageszeitlichen Veränderungen des Cortisonspiegels aufhebt.

Ist eine Cortison-Dauertherapie wirklich nötig?

Eine Cortison-Dauertherapie ist nur bei schwergradigem Asthma gerechtfertigt, das sich durch die bisher beschriebene Therapie nicht kontrollieren lässt. Daher wird Ihr Arzt, bevor er eine Cortison-Dauertherapie einleitet, noch einmal genau prüfen, ob

- Sie die bisher verschriebenen inhalativen Medikamente auch regelmäßig eingenommen haben,
- Sie die richtige Inhalationstechnik angewandt haben,
- die Diagnose »Asthma« stimmt oder ob eventuell eine andere

Erkrankung, z. B. COPD, Stimmbanddysfunktion (VCD) oder Lungenembolie, bei Ihnen vorliegt, und
- Sie anhaltend einer inhalativen Reizung ausgesetzt sind.

Welche möglichen Nebenwirkungen hat die dauerhafte Einnahme von Cortisontabletten?

Wenn Sie langfristig Cortisontabletten einnehmen müssen, könnten folgende Nebenwirkungen bei Ihnen auftreten:
- Appetitsteigerung
- Gewichtszunahme
- Flüssigkeitseinlagerungen (Ödeme)
- Bluthochdruck
- hormonelle Veränderungen (Cushing-Syndrom)
- Unterdrückung der Ausschüttung bestimmter Hormone aus der Hirnanhangdrüse (Hypophyse)
- Muskelerkrankung, Muskelschwäche (Myopathie)
- Achillessehnenriss
- Augenlinsentrübung (grauer Star oder Katarakt)
- Pilzbefall der Schleimhäute, z. B. im Mundbereich
- verminderte Immunmechanismen (selten)
- psychische Veränderungen
- Magengeschwür
- Pergamenthaut (Hautatrophie), Blutungen, Blutergüsse
- Knochenentkalkung (Osteoporose)
- Störungen des Zuckerstoffwechsels

INFO

Wie Sie einer Knochenentkalkung entgegenwirken können

Falls Sie dauerhaft Cortisontabletten einnehmen, sollten Sie auf jeden Fall Osteoporoseprophylaxe betreiben, indem Sie
- sich viel bewegen und täglich Gymnastik zur Stärkung der Knochen treiben und
- gezielt Präparate mit Vitamin D, Calcium und Bisphosphonate einnehmen.

Cortison bei kindlichem Asthma

Für die Langzeitbehandlung stehen Cortisonsprays oder -Pulver wie Flutide, Junik, Novopulmon, Pulmicort und Ventolair-Spray oder -Autohaler zur Verfügung. Sprays, verabreicht über Inhalationshilfen, sind bis zum Ende des Längenwachstums zu bevorzugen. Bei richtiger Dosierung und Anwendung (Inhalationshilfen, Mundspülung) hat inhalativ verabreichtes Cortison kaum Nebenwirkungen. Die Menge beträgt nur etwa 1/100 bis 1/1000 eines Cortisonzäpfchens wie Rectodelt (100 mg) oder Klismacort, das bei einem Krupp- oder Asthmaanfall üblich ist.

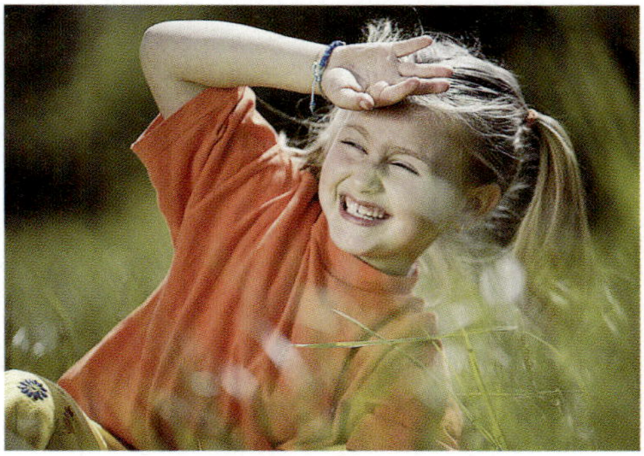

▲ Wenn Ihr Kind inhalative Corticoide benötigt, sollten Sie die korrekte Anwendung überwachen und auf die Mundspülung achten.

Eine Cortison-Inhalationslösung, die vorzugsweise bei Säuglingen und Kleinkindern Anwendung findet, ist Pulmicort Suspension (0,5 mg/2 ml). Bei Kindern ab 4 Jahren kann alternativ Flutide Suspension (0,5 mg/2 ml) gegeben werden. Die tägliche Maximaldosis von 1 mg darf bei Kindern nicht überschritten werden. Bei der Inhalation über eine Maske gehen etwa 90 % des Medikamentes verloren. Es muss daher ausreichend hoch dosiert werden (z. B. 2 × 2 ml).

Bei akuten infekt- und allergiebedingten Asthmabeschwerden ist häufig der kurzfristige Einsatz von Cortison, über den Mund, über den Darm oder intravenös verabreicht, nötig, z. B. Decortin H, Prednisolon, Rectodelt, Celestamine N 0,5 liquidum (über den Mund mit viel Flüssigkeit). Eine längerfristige Anwendung kann mit Nebenwirkungen wie Wassereinlagerung und Wachstumsverzögerung einhergehen.

Die antientzündliche Therapie ohne Cortison

Noch gibt es kein Medikament, das bei Asthma so gut antientzündlich wirkt wie die inhalierbaren Corticoide.

Inhalative Cromoglicinsäure hilft bei leichtem Asthma

In besonderen Fällen, wie nur sehr geringen und seltenen Asthmabeschwerden oder typischem Anstrengungsasthma (siehe S. 53), kann bei Kindern versuchsweise inhalative Cromoglicinsäure (DNCG, Präparat Intal, Dosieraerosol oder Inhalationspulver) oder Nedocromil (Präparat Tilade als Dosieraerosol) eingesetzt werden. Diese Medikamente dürfen nur bei leichtem Asthma gegeben werden. Sie haben praktisch keine Nebenwirkungen, sind aber mindestens 3–4 x täglich zu geben, wobei sie auch günstig auf die bronchiale Überempfindlichkeit wirken, die bei Kindern oft sehr ausgeprägt ist. In Aarane N und Allergospasmin-Spray (= Dosieraerosol) ist die Cromoglicinsäure mit einem bronchialerweiternden Mittel (dem Beta-2-Mimetikum Reproterol) kombiniert.

Montelukast hilft bei mittelschwerem Asthma

Wichtig

Sollten die Asthmabeschwerden unter der nebenstehenden Therapie nicht vollständig verschwinden, müssen inhalierbare Corticosteroide eingesetzt werden, um ein Fortschreiten der Entzündung und damit eine Verschlimmerung des Asthmas zu verhindern.

Leukotrienantagonisten (in Deutschland: Montelukast, Präparat Singulair) können alternativ zu inhalativen Corticoiden bei Kindern und Jugendlichen mit Asthma Stufe 2 oder 3 verwendet werden. Diese vor einigen Jahren eingeführte Medikamentengruppe entfaltet ihre entzündungshemmende Wirkung durch die Blockade des Botenstoffes Leukotrien.

Antileukotriene haben eine schwächere entzündungsdämpfende Wirkung als Cortison und eine milde atemwegserweiternde Wirkung. Ihr Vorteil liegt in den geringen Nebenwirkungen und in der einfachen Verabreichung als Kau- bzw. Filmtablette, die einmal täglich erfolgt (am besten vor dem Abendessen). Sie helfen, Cortison einzusparen.

Montelukast bei Kindern: Leukotrien-Antagonisten sind zugelassen für mittelschweres Asthma bei Kindern und Jugendlichen auf Stufe 2 und 3 der Asthma-Stufentherapie. Ein entsprechender Therapieversuch ist als Alternativtherapie zu inhalativen Steroiden möglich für 4–8 Wochen. Bei Belastungsasthma von Kindern und Jugendlichen kann es auch als alleiniges Asthmamedikament eingesetzt werden. Für die Stufe 4, d. h. schwergradiges Asthma ist Montelukast bei dieser Altersgruppe bisher in Deutschland noch nicht zugelassen. Nach den derzeitigen Asthmaleitlinien der Deutschen Atemwegsliga ist bei Kleinkindern Montelukast den langwirksamen Beta-2-Mimetika vorzuziehen.

Montelukast bei Erwachsenen: Bei Erwachsenen wird Montelukast nur für die Stufe 3 empfohlen. Die bisher vorliegenden Untersuchungen zeigen, dass inhalierbare Corticosteroide Mittel der ersten Wahl bleiben. Auch wenn es sicher verständlich ist, dass gerade bei Kindern Leukotrienantagonisten statt inhalierbarer Corticosteroide besonders gern eingesetzt werden, gilt auch hier, dass letztere eine breitere antientzündiche Wirkung bei vertretbaren Nebenwirkungen aufweisen.

Die Anti-IgE-Therapie hilft bei ganzjährigem schweren Asthma

Bei dieser Therapie (Xolair der Fa. Novartis), handelt es sich um gentechnologisch hergestellte (monoklonale) Antikörper gegen das Immunglobulin E (IgE), das eine Schlüsselrolle beim allergischen Asthma spielt. Das Präparat führt zur Inaktivierung des im Blut zirkulierenden IgE sowie zur Hemmung der IgE-Produktion in der Enzündungszelle (B-Lymphozyt).

Die Anti-IgE-Therapie ist nur für Erwachsene und Jugendliche ab 12 Jahren zugelassen. Das Präparat wird alle 2–4 Wochen unter die Haut gespritzt.

Klinische Prüfungen konnten zeigen, dass asthmatische Reaktionen nach allergischer Provokation unter Anti-IgE-Therapie vermindert auftreten und dass Asthmabeschwerden, allergischer Schnupfen und Medikamentenverbrauch abnehmen. Nachteil ist, dass Anti-IgE nicht inhaliert oder als Tablette eingenommen werden kann, sondern regelmäßig – alle 2–4 Wochen – subkutan (unter die Haut) gespritzt werden muss. Auch ist diese Therapie sehr teuer.

Sie ist nur für Erwachsene und Jugendliche ab 12 Jahren zugelassen, deren Lungenfunktion eingeschränkt ist (FEV1< 80 %) und die – trotz maximaler Therapie mit den üblichen Asthmamedikamenten – an einem schwergradigen ganzjährigen allergischen Asthma mit immer wieder auftretenden Asthmaanfällen leiden.

Es muss gesichert sein, dass das Asthma IgE-vermittelt, d. h. durch eine entsprechende Reaktion auf ganzjährige Allergene wie z. B. Hausstaubmilben oder Schimmelpilze auftritt. Es sollte nicht angewendet werden bei Patienten mit saisonalen Asthmabeschwerden, z. B. durch Pollen. Die Dosis wird nach den im Blut gemessenen IgE-Spiegeln sowie dem Körpergewicht berechnet.

Wirkung von Asthmamedikamenten (Einzelsubstanzen) im Vergleich

Substanzen	bronchialerweiternd	antientzündlich
inhalative Corticoide (z. B. Pulmicort, Flutide)	o	+++
Antileukotriene (z. B. Singulair)	o	++
Cromoglicinsäure oder Nedocromil (z. B. Intal, Tilade)	o	+
Theophylline (z. B. Euphylong, Pulmidur)	+	(+)
Beta-2-Mimetika (z. B. Sultanol, Berotec, Oxis)	+++	o
Anticholinergika (z. B. Atrovent)	++	o
Anti-IgE (Xolair)	o	++

o = nicht wirksam, + = leicht wirksam, ++ = mäßig wirksam, +++ = stark wirksam

Begleitende Medikamente und mögliche neue Wirkstoffe

Die Behinderung der Atmung durch Schleim spielt sowohl beim Asthma als auch bei der chronischen Bronchitis eine große Rolle. In der Regel wirkt eine regelmäßige antientzündliche Therapie mit inhalativen Steroiden bei Asthma ausreichend schleimlösend. Dieser Effekt kann noch verbessert werden durch Erhöhung der Trinkmenge.

Den Schleim lösen

Die Mobilisierung von Sekret kann durch physikalische Maßnahmen, z. B. eine Klopfmassage, weiter verbessert werden. Hilfreich sind Atemgeräte wie der Flutter VRP1 oder RC-Cornet, deren Wirkung auf Schwingungen beruht, die während der Ausatmung im Gerät entstehen und auf die Atemwege übertragen werden. Dadurch kann der fest sitzende Schleim abgeschert und ausgehustet werden. Mehr noch als beim Asthma kommt diese Maßnahme bei der chronischen Bronchitis zur Anwendung.

Bei verstärkter Bildung von zähflüssigem Bronchialschleim kann die Therapie kurzfristig durch schleimlösende Medikamente wie Acetylcystein oder Ambroxol ergänzt werden. Auch naturheilkundliche Schleimlöser wie Soledum, Bronchicum oder Gelomyrtol können Ihnen helfen, wenn Sie stark verschleimt sind. Bei Cineol-haltigen Medikamenten können Nebenwirkungen auftreten, insbesondere wenn Sie magenempfindlich sind.

Schleimlösende Medikamente sollten Sie nur kurzfristig einsetzen.

Hustenstillende Präparate sind nicht empfehlenswert

Der Hustenreflex ist ein wichtiger Abwehrreflex der Lunge, weil er uns erlaubt, Fremdkörper oder Staubpartikel aus den Atemwegen in den Mund-Rachen-Raum zu befördern.

Daher ist ein hustenstillendes Medikament (Hustenblocker) generell nicht empfehlenswert. Zusätzlich führen hustenstillende Medikamente, insbesondere auch Codein, häufig zu einer weiteren Verfestigung des bei Asthma ohnehin schon zähen Bronchialsekrets.

Antibiotika sind nur bei bakteriellen Infekten wirksam

Antibiotika sind Medikamente zur Behandlung von bakteriellen Infektionen. Bei Virusinfekten sind sie wirkungslos. Bakterielle Infekte der Bronchien erkennt man gewöhnlich an der Verfärbung des Bronchialschleims. Gelblicher Schleim kann allerdings auch bei schweren allergischen, nichtbakteriellen Entzündungen entstehen durch den Zerfall der Entzündungszellen. Ihr Arzt muss deshalb darüber entscheiden, ob die Einnahme eines Antibiotikums sinnvoll ist.

Welche neuen Wirkstoffe werden zurzeit untersucht?

Phosphodiesterase-4-Hemmer: Zu den Arzneistoffen, die sich gegen Asthma in der Entwicklung befinden, gehören die Phosphodiesterase-4-Hemmer (PDE-4-Hemmer). Phosphodiesterasen sind körpereigene entzündungsfördernde Stoffe, die durch diese Arzneimittel in ihrer Funktion gehemmt werden. In Studien wurde die Wirkung von PDE-4-Hemmern auf die Sofort- und die Spätreaktion bei Asthma und COPD untersucht. Bisher konnte für keinen Arzneistoff dieser Klasse die Wirksamkeit und die Sicherheit ausreichend belegt werden. Die Untersuchungen sind aber noch nicht abgeschlossen. Am meisten Erfolg verspricht für diese Klasse das Medikament Daxas (Roflumilast) der Firma Altana.

Interleukin hemmen: Die Unterbrechung der Entzündungsreaktion ist das Ziel vieler neuer Therapieansätze bei Asthma – verschiedene körpereigene Entzündungsstoffe könnten als Angriffspunkt dienen. Studien mit Antikörpern gegen Interleukin-5 und ein löslicher Rezeptor, der Interleukin-4 bindet, haben bisher keinen Durchbruch erzielt; die Untersuchungen dieser Stoffe sind noch nicht abgeschlossen.

Tumornekrosefaktor-α neutralisieren: Am meisten Erfolg verspricht derzeit ein löslicher Rezeptor, der Tumornekrosefaktor-α (TNF-α) neutralisiert. TNF-α spielt bei chronischen Entzündungen wie rheumatischen Erkrankungen eine wichtige Rolle und wird auch bei schwerem Asthma verstärkt gebildet. Ob das existierende Medikament Enbrel (Etanercept) zukünftig auch gegen schweres Asthma eingesetzt wird, hängt vom Ergebnis zukünftiger Studien zu Wirkungen und Nebenwirkungen bei Asthmapatienten ab.

Asthmastufentherapie

Beim Stufenschema der Asthmatherapie handelt es sich um den stufenweisen Einsatz der Asthmamedikamente, jeweils in Abhängigkeit vom Schweregrad Ihrer Asthmaerkrankung. Diese Therapieform ist sinnvoll, da die Ausprägung der Asthmabeschwerden sowie der Atemwegsverengung sehr unterschiedlich ist und sich bei Ihnen im Lauf der Zeit verändern kann.

Sobald die Diagnose Asthma gestellt ist, sollte eine Klassifikation in Abhängigkeit des Schweregrades erfolgen. Im Stufenschema werden 4 Krankheitsgrade unterteilt (von gelegentlichem Asthma bis hin zu schwergradigem), die sich nach dem Beschwerdebild und der Lungenfunktion richten. Jeder Stufe sind wiederum bestimmte Medikamente und Dosierungen zugeordnet. Es werden also immer solche gewählt, die dem aktuellen Schweregrad des Krankheitsbildes entsprechen. Wenn sich Ihre Beschwerden mit der gewählten Medikation nicht bessern, müssen die Präparate der nächsthöheren Stufe eingesetzt werden. Sind Sie dagegen für längere Zeit beschwerdefrei, kann die Medikation allmählich reduziert werden. Grundsätzlich gilt: Ihr Peak Flow sollte sich im grünen Bereich befinden (siehe S. 93)

Mit der Stufentherapie wird die Minimalmenge an Medikamenten angestrebt, die zu einer völligen Beschwerdefreiheit führt.

Gerade bei kleinen Kindern und Säuglingen ist die derzeitige Stufeneinteilung manchmal schwierig, denn sie können ihre Beschwerden natürlich nicht angeben und die Lungenfunktion ist noch nicht sicher messbar. Es ist zu erwarten, dass in Zukunft auch Kriterien der bronchialen Entzündung z. B. mittels der FENO-Messung (siehe S. 36) in der Stufeneinteilung bzw. Therapiesteuerung berücksichtigt werden.

Die folgenden beiden Tabellen zeigen Ihnen die Einteilung in die vier Asthmaschweregrade bei Erwachsenen und Kindern.

Klassifizierung der Schweregrade von unbehandeltem Asthma bei Erwachsenen (nach Deutsche Atemwegsliga 2005)

Stufe	Symptome am Tag	nächtliche Symptome	Lungenfunktion (Soll in %)
1 = vorübergehend auftretendes Asthma	< 1x/Woche ansonsten beschwerdefrei	≤ 2x/Monat	Peak Flow ≥ 80 % Peak-Flow-Schwankungen < 20 % FEV1 ≥ 80 %
2 = geringgradiges anhaltendes Asthma	> 1x/Woche jedoch < 1x/Tag	> 2x/Monat	Peak Flow ≥ 80 % Peak-Flow-Schwankungen < 20–30 % FEV1 ≥ 80 %
3 = mittelgradiges anhaltendes Asthma	täglich	> 1x/Woche	Peak Flow 60–80 % Peak-Flow-Schwankungen = 20–30 % FEV1 60–80 %
4 = schwergradiges anhaltendes Asthma	ständig verminderte körperliche Belastbarkeit häufige Asthmaverschlechterungen (Exazerbationen)	häufig	Peak Flow ≤ 60 % Peak-Flow-Schwankungen > 30 % FEV1 ≤ 60 %

Auch wenn bei Ihnen nur ein einziges Kriterium eines höheren Schweregrades erfüllt ist, sind Ihre Asthmabeschwerden dieser Stufe zuzuordnen. Der Krankheitsverlauf kann sehr schwankend sein, sodass Ihr Asthma zeitweise der einen und zeitweise einer anderen Stufe entsprechen kann.

Neue Stadieneinteilung nach internationalen Asthmaleitlinien (GINA)
Die im Dezember 2006 erschienenen internationalen Asthmaleitlinien (GINA 2006) weisen darauf hin, dass die genannte Stufeneinteilung für die erste Einschätzung des Asthmaschweregrades und der Festlegung einer Therapie sinnvoll ist. Die Entscheidung, welche Medikamente im Verlauf zu geben sind, kann allerdings vereinfacht werden, indem man sie lediglich davon abhängig macht, ob das Asthma entweder

1. kontrolliert oder
2. teilweise kontrolliert oder aber
3. unkontrolliert ist.

Dabei werden neben den bereits verwendeten Kriterien (Beschwerden am Tag, nächtliche Beschwerden, Lungenfunktionswerte: Peak Flow sowie FEV1) die Notwendigkeit von akut wirksamen bronchialerweiternden Medikamenten, die körperliche Belastbarkeit sowie die Häufigkeit von Asthmaanfällen als Kriterien hinzugezogen. Bei Drucklegung dieses Buches (April 2007) hatten diese neuen Empfehlungen noch keinen Eingang in die deutschen Leitlinien gefunden.

Klassifizierung der Schweregrade von unbehandeltem Asthma bei Kindern (nach Deutsche Atemwegsliga 2005)

Stufe	Symptome	Lungenfunktion (Soll in %)
1 = vorübergehend auftretendes Asthma	hin und wieder Husten leichte Atemnot symptomfreies Intervall > 2 Monate	Peak Flow > 80 % Peak-Flow-Schwankungen < 20 % FEV1 > 80 % Atemwege nur vorübergehend verengt
2 = geringgradiges, anhaltendes Asthma	Asthmabeschwerden nur episodisch beschwerdefreies Intervall zwischen Episoden < 2 Monate	Atemwege nur episodisch verengt, dann: FEV1 < 80 % Peak-Flow-Schwankungen 20–30 % im beschwerdefreien Intervall normale Lungenfunktion: FEV1 > 80 %, Peak-Flow-Schwankungen < 20 %
3 = mittelgradiges, anhaltendes Asthma	Asthmabeschwerden an mehreren Tagen/Woche und auch nächtliche Asthmabeschwerden	Atemwege sind anhaltend verengt FEV1 < 80 % Peak-Flow-Schwankungen > 30 %
4 = schwergradiges, anhaltendes Asthma	anhaltende tägliche Beschwerden verminderte körperliche Belastbarkeit andauerndes Asthma häufige Asthmaverschlechterungen (Exazerbationen) oft auch nächtliche Beschwerden	Peak Flow < 60 % Peak-Flow-Schwankungen > 30 % FEV1 < 60 %

Die Lungenfunktion von Säuglingen und Kleinkindern ist nur in Spezialeinrichtungen messbar. Der Asthmaverlauf Ihres Kindes kann sehr schwankend sein, sodass es zeitweise der einen, zeitweise der anderen Gruppe angehört.

Welche Medikamente in welchen Stufen?

Grundsätzlich unterscheidet man eine Dauermedikation als Basistherapie und eine Bedarfsmedikation zur sofortigen kurzfristigen Bronchialerweiterung. Aus den folgenden beiden Tabellen ersehen Sie, in welcher Stufe welche Medikamente für Erwachsene bzw. für Kinder erforderlich sind.

Wann und wie muss Ihre Therapie angepasst werden?

Falls sich nach einer vierwöchigen Therapie mit einem bestimmen Einnahmeschema Ihrer Medikamente noch keine ausreichende Besserung ergeben hat, müssen Sie unbedingt erneut Ihren Arzt aufsuchen. Ihr Arzt wird gemeinsam mit Ihnen das bisherige Behandlungskonzept überdenken und überprüfen, ob Sie die Medikamente regelmäßig eingenommen haben und die richtige Inhalationstechnik anwenden. Gegebenenfalls überprüft er auch nochmals die Diagnose.

Wichtig

Ihr Arzt sollte Ihnen einen schriftlichen Therapieplan erstellen, in dem Medikamenteneinnahme und Dosierungen sowie Maßnahmen für den Fall einer akuten Verschlechterung des Asthmas (Notfallplan) festgelegt sind.

Stufenplan für die Asthma-Langzeittherapie bei Erwachsenen (Kurzform)

Stufe	Bedarfsmedikation	Dauermedikation
1 (vorübergehend)	auf allen Stufen: rasch wirksame Beta-2-Mimetika: (Salbutamol, Fenoterol, Formoterol, Terbutalin) oder alternativ Anticholinergika	keine
2 (geringgradig anhaltend)		inhalative Corticoide in niedriger Dosis
3 (mittelgradig anhaltend)		inhalative Corticoide in niedriger + mittlerer Dosis plus lang wirksame Beta-2-Mimetika (zum Inhalieren) gegebenenfalls in Kombination mit Theophyllintabletten und evt. zusätzlich Antileukotriene
4 (schwergradig anhaltend)		wie Stufe 3, jedoch inhalative Corticoide in hoher Dosis plus Cortisontabletten (als Intervallbehandlung oder dauerhaft in der niedrigsten noch effektiven Dosis)

Stufenplan für die Asthma-Langzeittherapie bei Kindern und Jugendlichen (Kurzform)

Stufe	Bedarfsmedikation	Dauermedikation
1 (vorübergehend)	auf allen Stufen: inhalative rasch wirksame Beta-2-Mimetika: Salbutamol, Fenoterol, Terbutalin oder Formoterol (darf erst ab 6 Jahren gegeben werden) oder alternativ: inhalative Anticholinergika	keine
2 (geringgradig anhaltend)		inhalative Corticoide in niedriger Dosis Alternativtherapien: Cromoglicinsäure, Montelukast (bei Belastungsasthma auch als alleinige Therapie zugelassen)
3 (mittelgradig anhaltend)		inhalative Corticoide (ICS) in mittlerer Dosis plus zusätzlich eine der folgenden Optionen: ▪ Steigerung der Corticoid-Dosis, ▪ inhalativ lang wirksames Beta-2-Mimetikum ▪ Theophyllin (als Tablette) ▪ Montelukast (ist bei Kleinkindern von 1–6 Jahren dem o. g. lang wirksamen Beta-2 Mimetikum vorzuziehen)
4 (schwergradig anhaltend)		inhalative Corticoide in hoher Dosis plus inhalatives lang wirksames Beta-2-Mimetikum (evt. als feste Kombination) plus eine oder mehrere der folgenden Optionen: ▪ Montelukast (in Deutschland für Stufe 4 noch nicht zugelassen wegen fehlender Sicherheitsdaten) ▪ retardiertes Theophyllin (als Tablette) ▪ systemische Corticoide, d. h. Cortisontabletten (als Intervallbehandlung oder dauerhaft) in der niedrigsten noch effektiven Dosis

Wann muss Ihre Dauermedikation erhöht werden?

Ihre Dauermedikation muss erhöht werden, wenn:

- unter der momentanen Therapie noch Symptome vorhanden sind oder
- vermehrt die Bedarfsmedikation (z.B. >4x pro Tag) benötigt wird oder
- eine Einschränkung der Lungenfunktion besteht.

Die Änderung der Dosierung erfolgt stufenweise, wobei z.B. beim Asthmanotfall auch das Überspringen einzelner Stufen möglich ist.

Wann kann Ihre Dauermedikation reduziert werden?

Ihre Dauermedikation kann verringert werden, falls über drei Monate eine optimale Asthmakontrolle erzielt wurde. Die Reduktion muss immer stufenweise erfolgen.

Den Peak Flow selbst messen

Zur Beurteilung des Asthma-Schweregrades wird auch immer der Peak Flow herangezogen. Gerade in Phasen mit instabilem Asthma sollten Sie mehrmals am Tag Ihren Peak Flow selbst messen, in einem Tagebuch dokumentieren und gegebenenfalls Ihre Medikamente anpassen.

Der Spitzenfluss oder Peak Flow beruht auf folgender Erkenntnis: Je enger die Bronchien sind (also je schlechter das Asthma auf die Behandlung anspricht), desto niedriger ist die maximal erreichbare Ausatmungsgeschwindigkeit. Der Sollwert bzw. Normalwert des Peak Flow ist abhängig von Größe, Gewicht, Alter und Geschlecht. Er sinkt mit dem Alter. Ihr Arzt wird Ihnen Ihren eigenen idealen Peak Flow nennen. Wichtig ist dabei nicht allein der absolute Wert, sondern letztlich der von Ihnen erreichte Wert im Zustand völliger Beschwerdefreiheit. Dieser Wert wird als »persönlicher Bestwert« bezeichnet und dient Ihnen persönlich als anzustrebender Idealwert.

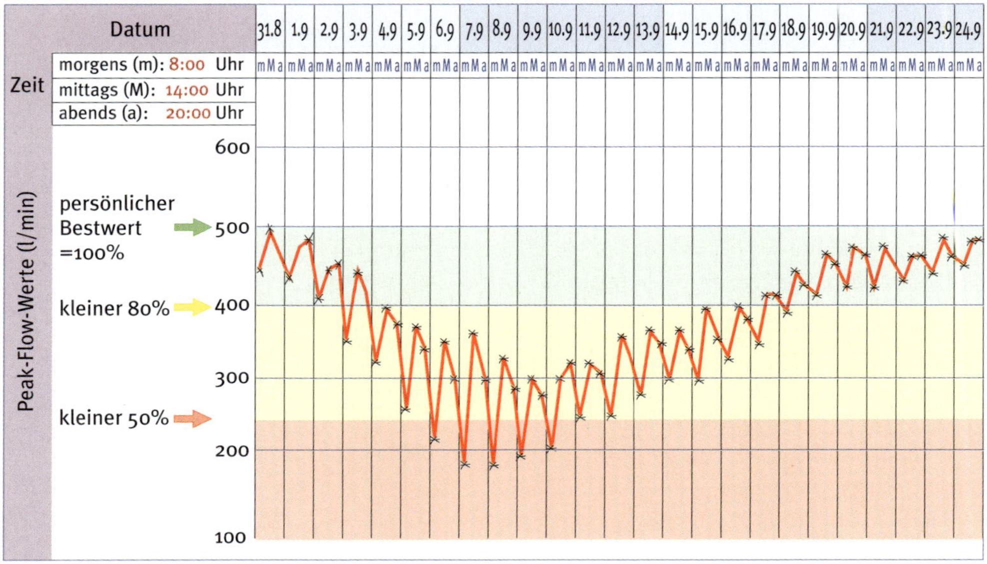

▲ Peak-Flow-Protokoll.

Ihr Asthma sollte grundsätzlich so gut eingestellt sein, dass Sie immer Ihren bestmöglichen Peak Flow erreichen.

Führen Sie Ihr persönliches Peak-Flow-Tagebuch

Ihre Peak-Flow-Werte tragen Sie regelmäßig in ein Tagebuch ein, das Sie von Ihrem Hausarzt oder vom Lungenfacharzt erhalten. Auf diese Weise können Sie Tages-, Wochen- und Monatsprofile erstellen. Es lässt sich dann ablesen, zu welchen Zeiten Ihr Asthma noch nicht optimal eingestellt ist. In Rücksprache mit dem Arzt lässt sich die Therapie entsprechend ändern. Versuchen Sie, Ihre Peak-Flow-Werte immer zu den gleichen Tageszeiten – am besten frühmorgens und abends vor Einnahme der Medikamente – zu ermitteln, weil die Bronchien zu verschiedenen Tageszeiten unterschiedlich eng sind. Ursache ist der Biorhythmus des Menschen. Darunter versteht man die rhythmische tageszeitliche Veränderung verschiedener Körperfunktionen, z.B. durch unterschiedliche Hormonspiegel im Blut. So sinken beispielsweise die Blutspiegel der körpereigenen Hormone Adrenalin und Cortison in der Nacht. Dies erklärt, warum Asthmabeschwerden oft während der Nacht bzw. in den frühen Morgenstunden auftreten.

TIPP

So messen Sie Ihren Peak Flow

- Stellen oder setzen Sie sich aufrecht hin.
- Schieben Sie zunächst den Anzeigeschieber des Geräts auf den Nullpunkt.
- Nun holen Sie tief Luft, umschließen das Mundstück des Peak-Flow-Meters fest mit Ihren Lippen und atmen kurz mit maximaler Kraft durch das Gerät aus. So als wollten Sie eine Kerze ausblasen.
- Lesen Sie nun auf der Skala Ihren Peak Flow ab. Wiederholen Sie diesen Vorgang, damit Sie auch wirklich Ihren bestmöglichen Peak Flow ermittelt haben. Den höheren Wert tragen Sie bitte in Ihr Peak-Flow-Tagebuch ein.
- Die Peak-Flow-Kontrollen sollten an verschiedenen Tagen mehrfach zur gleichen Tageszeit (z. B. morgens zwischen 6 und 8 Uhr sowie abends zwischen 18 und 20 Uhr) durchgeführt werden. Besonders bei instabilem Krankheitsverlauf empfiehlt sich eine regelmäßige 4-mal tägliche Messung, etwa um 8 Uhr, 12 Uhr, 18 Uhr und 22 Uhr.

Wie funktioniert das Ampelschema?

Das Ampelschema hilft Ihnen bei der Beurteilung Ihrer Peak-Flow-Werte. Es ist eine zuverlässige Methode, mit der Sie die Einstellung Ihres Asthmas überwachen können, um gegebenenfalls Ihre Medikamente anzupassen.

Ähnlich wie bei einer Verkehrsampel wird Ihren Peak-Flow-Werten – abhängig davon, ob sie weitgehend normal, leicht oder deutlich vermindert sind – eine grüne, gelbe oder rote Farbe zugeordnet.

Grün: Sind die Werte normal bzw. innerhalb 80–100 % Ihres besten Peak Flow, also Ihres persönlichen Bestwertes, befinden Sie sich im grünen Bereich. Ihre Bronchien sind nicht wesentlich verengt und die bestehende Therapie braucht daher nicht geändert zu werden.

Gelb: Sollten Sie nur 50–80 % Ihres besten Peak Flow erreichen, sind Sie im gelben Bereich. Die Bronchien sind verengt und entzündet. Ursache kann ein Infekt, Allergenkontakt oder eine nicht regelmäßig durchgeführte Therapie Ihres Asthmas sein. Sie müssen jetzt reagieren, um einen Anfall zu verhindern. Dazu gehört, dass Sie Ihre Medikamentendosis erhöhen, was Sie jedoch vorher mit dem Arzt absprechen sollten. Gewöhnlich wird die Dosis sowohl der bronchialerweiternden als auch der antientzündlich wirksamen Medikamente gesteigert.

Wichtig

Liegen Ihre Peak-Flow-Werte im Rotbereich des Ampelschemas, müssen Sie umgehend handeln. Es droht ein schwerer Asthmaanfall.

Rot: Liegen Ihre Peak-Flow-Werte unterhalb der 50 %-Marke und somit im roten Bereich, können Sie davon ausgehen, dass die bronchiale Entzündung sowie die Verengung Ihrer Atemwege stark ausgeprägt sind. In diesem Fall sollten Sie nicht nur Ihre Medikation sofort erhöhen, sondern auch umgehend einen Arzt aufsuchen. Der rote Bereich zeigt klar, dass Sie völlig unzureichend eingestellt sind. Ein schwerer Asthmaanfall steht unmittelbar bevor. Sie müssen unverzüglich handeln.

Ein Beispiel: Liegt Ihr Peak-Flow-Wert trotz Einnahme von 2-mal 1 Hub eines inhalierbaren Cortisons im gelben Bereich, müssen Sie etwas unternehmen. Eine Möglichkeit ist es, die Dosis Ihres inhalierbaren Cortisons zu verdoppeln, also 2 × 2 Hub täglich zu inhalieren. Alternativ kann es auch sinnvoll sein, zusätzlich ein lang wirksames Beta-2-Mimetikum 2 × täglich zu inhalieren und die Dosis des inhalierbaren Cortisons bei 2 × 1 Hub zu belassen. Schon im Vorfeld sollten Sie mit Ihrem Arzt besprechen, wie im Fall einer Verschlechterung die medikamentöse Asthmatherapie anzupassen ist. In welcher Reihenfolge und wie Sie die einzelnen Asthmamedikamente höher dosieren, können Sie auch aus dem Stufenplan zur Asthmatherapie ablesen (siehe S. 89). Ein umfassende Information, wie im Bedarf die Medikamente an den Schweregrad Ihrer Erkrankung angepasst werden, erhalten Sie in einer strukturierten Patientenschulung zum Beispiel im Rahmen des DMP Asthma (siehe S. 106).

Gewöhnlich entsprechen die wahrnehmbaren Beschwerden in etwa Ihren Peak-Flow-Werten, d. h. im grünen Bereich sind Sie beschwerdefrei, im gelben Bereich besteht mäßige und im roten Bereich deutliche Atemnot. Die körperliche Belastbarkeit ist hier spürbar vermindert.

Kontrollieren Sie im weiteren Verlauf stets, ob die von Ihnen ergriffenen Maßnahmen zu einer Besserung Ihres Peak Flow geführt haben. Besprechen Sie die Änderung der Peak-Flow-Werte und Ihrer Medikamentendosis in der nächsten Sprechstunde mit Ihrem Arzt.

Das Ampelschema im Überblick

Farbe	Peak-Flow-Wert	Befinden	Was ist zu tun?
Grün: freie Fahrt	80–100 % Ihres persönlichen Bestwertes	Tagsüber selten Luftnot, keine Atemnot nachts. Kaum Husten und Auswurf. Das Notfallspray kommt nicht zum Einsatz. Sie sind körperlich normal belastbar.	Sie können alles so lassen, evt. Medikamente reduzieren, sofern von Ihrem Arzt empfohlen.
Gelb: Achtung!	50–80 % Ihres persönlichen Bestwertes	Tagsüber häufiger Luftnot, zudem Atemnot nachts. Husten und Auswurf tritt verstärkt auf. Das Notfallspray kommt zum Einsatz. Sie sind körperlich weniger belastbar. Eventuell treten Anzeichen eines Infektes auf.	Sie müssen reagieren, indem Sie Ihre Medikation erhöhen (s. Asthmastufentherapie S. 89), um eine weitere Verschlechterung zu verhindern.
Rot: Stopp, Notfall droht	< 50 % Ihres persönlichen Bestwertes	Tagsüber und nachts Atemnot, Husten und Auswurf. Das Notfallspray kommt oft zum Einsatz, bringt aber wenig Erleichterung. Sie sind körperlich nicht mehr belastbar. Das Sprechen wird mühsam. Eventuell sind Anzeichen eines Infektes vorhanden.	Ein Anfall droht. Erhöhen Sie die Medikamente (siehe auch Asthmanotfall S. 102) und suchen Sie unverzüglich Ihren Arzt auf.

Die verschiedenen Inhalationssysteme

Asthmamedikamente werden bevorzugt mittels Inhalation verabreicht. Diese Form der Anwendung hat gegenüber der systemischen Therapie mit Tabletten, Saft, Tropfen oder Spritzen zwei entscheidende Vorteile:

- Durch die Inhalation gelangen die Medikamente direkt an den Ort des Krankheitsgeschehens, also in die Atemwege.
- Da bei dieser Anwendungsform deutlich weniger an Wirkstoff notwendig ist als bei der systemischen Therapie, kann das Risiko von Nebenwirkungen stark verringert werden.

Aus diesen Gründen ist bei Asthma die inhalative Therapie der systemischen grundsätzlich vorzuziehen. Dabei lassen sich die

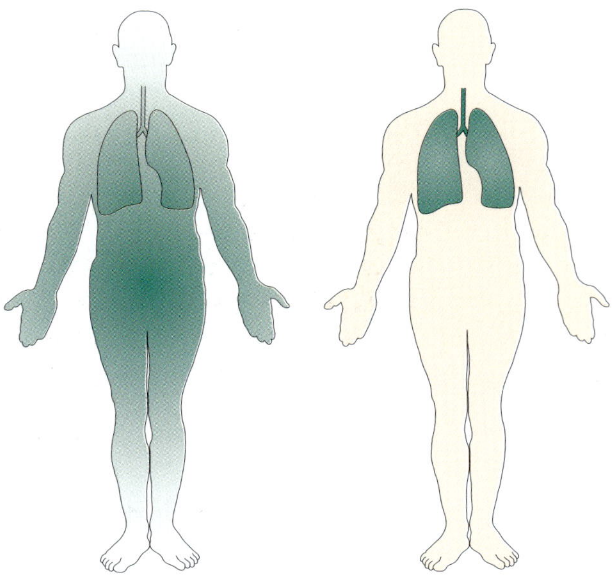

▶ Bei der Inhalation gelangt der Wirkstoff direkt an den Ort des Geschehens: die Atemwege. Nur ein geringer Prozentsatz wird aus der Lunge ins Blut aufgenommen und erreicht damit den gesamten Körper. Bei der Einnahme einer Tablette oder der Injektion des Wirkstoffs, wird dieser über den Blutkreislauf im gesamten Körper verteilt.

notwendigen bronchialerweiternden und antientzündlichen Medikamente technisch auf unterschiedliche Art und Weise inhalieren.

Die zur Inhalation geeigneten Medikamente werden als Dosieraerosol eingeatmet. Sie liegen als Pulver oder in Treibgasform vor. Zur Inhalation des Medikaments sind zurzeit vier verschiedene Systeme gebräuchlich:

- Pulverinhalatoren
- Treibgas-Dosieraerosole
  - atemzuggesteuert
  - nicht atemzuggesteuert
- Düsen- und Ultraschallvernebler
- Respirationsgeräte mit druckgesteuerter Atemhilfe

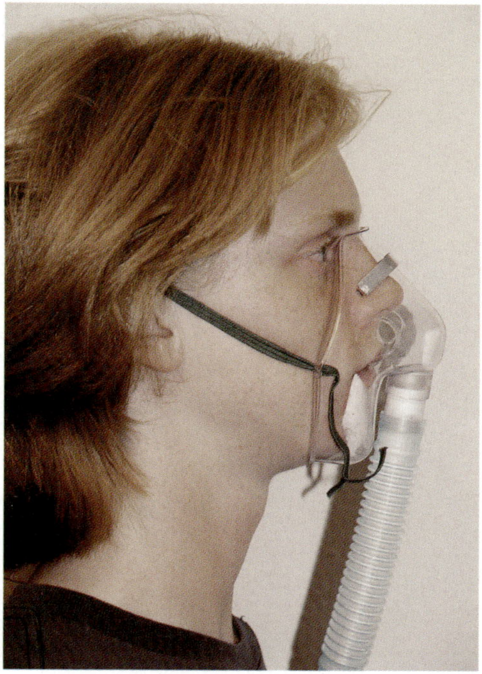

▲ Weiche Atemmaske aus Silikon zur Feuchtinhalation bronchialerweiternder Medikamente beim Asthmanotfall. Zusätzliche Gabe von Sauerstoff über die Maske ist möglich.

Inhalationshilfen: Zu den nicht atemzuggesteuerten Treibgas-Dosieraerosolen gibt es zusätzlich so genannte Inhalationshilfen. Auch der englische Ausdruck Spacer ist bei uns geläufig; es gibt sie mit oder ohne Ventil. Inhalationshilfen verbessern die Behandlung des Asthmas mit einem Dosieraerosol auf zwei Arten:

1. entfällt die oft schwierige Koordination zwischen dem Auslösen eines Hubs und der gleichzeitigen tiefen Einatmung;
2. wird die Austrittgeschwindigkeit des Medikaments erheblich gebremst und es kann sich besser in den Atemwegen verteilen.

Bei den neueren HFA-Präparaten wie z.B. Foster und Inuvair ist eine Inhalationshilfe in der Regel nicht notwendig.

Welche Vor- und Nachteile haben die einzelnen Inhalationssysteme?

Am häufigsten werden Treibgas-Dosieraerosole und Pulverinhalatoren eingesetzt. Bei Kleinkindern und sehr alten Menschen kann wegen des geringen Einatemsogs die Aufnahme des Wirkstoffes bei Verwendung von Pulverinhalatoren vermindert sein. In diesem Fall empfehlen wir Düsen- oder Ultraschallvernebler, die eine verbesserte Verteilung des Medikaments in der Lunge ermöglichen. Dies kann bei schweren Asthmaformen sehr hilfreich sein, zumal gleichzeitig die Atemwege befeuchtet und der Schleim gelöst werden können. Bei schwerem kindlichen Asthma ist manchmal die druckgesteuerte Inhalation über ein Respirationsgerät notwendig. Diese Maßnahme verhindert durch Verwendung von positivem Druck in der Ausatemphase das Zusammenfallen (Kollabieren) der kleinen Atemwege, verbessert die Aufnahme von Sauerstoff und vermindert die Atemarbeit.

Durch eine relativ schwierige Inhalationstechnik (Koordination von tiefer Einatmung und Drücken des Dosiersprays) gelangt beim normalen Treibgas-Spray oft nur ein kleiner Teil des Wirkstoffes in die Lunge. Dieser Nachteil gegenüber Pulverinhalatoren wird aufgehoben bei Verwendung von atemzuggesteuerten

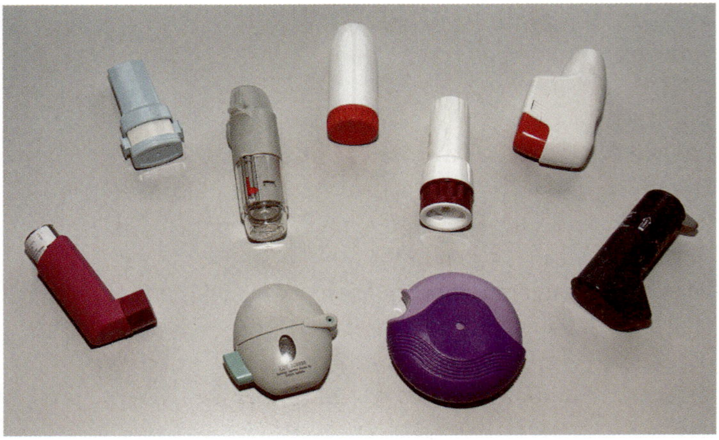

▶ Die verschiedenen Asthmamittel werden mit unterschiedlichen Inhalationssystemen inhaliert. Welches Gerät Ihr Arzt Ihnen empfiehlt, richtet sich überwiegend nach Ihrem Alter sowie dem Schweregrad Ihrer Erkrankung. Er wird natürlich auch berücksichtigen, mit welchem Gerät Sie am besten zurechtkommen.

Dosieraerosolen wie dem Autohaler. Bei Verwendung der gebräuchlichen HFA-Sprays (Sprays, die chlorfreie Hydrofluoralkane enthalten) entsteht ein feiner Wirkstoffnebel, welcher bei atemzuggesteuerter Inhalation zu einer guten und gleichmäßigen Verteilung der Wirksubstanz auch in den kleineren Atemwegen führt.

Auswahl des Inhalationssystems bei Kindern

Alter	Inhalationssystem
< 2 Jahre	Düsenvernebler mit Kompressor oder evtl. Dosieraerosol mit Spacer und Maske
2–4 Jahre	Dosieraerosol mit Spacer und/oder Düsenvernebler mit Kompressor
> 4 Jahre	Dosieraerosol mit Spacer oder Pulverinhalator oder Düsenvernebler mit Kompressor (z. B. bei akuten Verschlechterungen)

Einüben der richtigen Inhalationstechnik

Egal welches der unterschiedlichen Inhalationssysteme Ihnen Ihr Arzt verschreibt, ist es sehr wichtig, die richtige Inhalationstechnik zu erlernen. Lassen Sie sich diese genau erklären und üben sie unter Anleitung in der Praxis ein. Hierzu stehen meist Probegeräte oder entsprechende Trainingsgeräte, die Fehler automatisch anzeigen, zur Verfügung.

Inhalieren Sie keine heißen Dämpfe!

Für Nichtasthmatiker wird häufig, insbesondere bei Erkältungskrankheiten, die Inhalation heißer Wasserdämpfe empfohlen. Für Sie ist das aber nicht geeignet, da der heiße Dampf einen (physikalischen) Reiz darstellt, auf den Ihre Bronchien mit einer Verengung reagieren können. Diese kann sich noch verstärken, wenn z. B. in der Inhalationsflüssigkeit ätherische Öle wie Menthol oder Eukalyptus gelöst werden. Bei der Inhalation mit Extrakten der Kamille kann es bei einigen Asthmatikern zu einer allergischen Reaktion auf die Heilpflanze kommen.

Vor- und Nachteile der wichtigsten Inhalationssysteme

Inhalationssystem	Vorteile	Nachteile
Pulverinhalator	sichere Anwendung, leicht erlernbar, sehr gute Deposition, keine Treibgase, kein Kältereiz, sehr geringe Nebenwirkungen	nicht bei Kindern unter 3–4 Jahren möglich, da geringe Einatmungsgeschwindigkeit, z. T. feuchtigkeitsempfindlich
Treibgas-Dosieraerosol (DA)	für alle Substanzen verfügbar, feuchtigkeitsunabhängig	gute Mitarbeit erforderlich, Anwendung oft fehlerhaft, Deposition nicht optimal
Treibgas-Dosieraerosol mit Inhalierhilfe (Spacer)	geringere Deposition im Rachen, bessere Verteilung in den Bronchien, weniger Nebenwirkungen als DA, auch für Kleinkinder geeignet	Wirkstoffverlust bei später Einatmung, unhandlich, Spacer oft nicht passend bei Verwendung von DA anderer Hersteller
Treibgas-Dosieraerosol, atemzuggesteuert	bessere Koordination, bessere Verteilung in den Bronchien, geringe Ablagerung im Rachen, weniger Nebenwirkungen als DA, feuchtigkeitsunabhängig	stärkerer Atemsog notwendig
Düsenvernebler oder Kompressor	sehr gute Koordination, leicht erlernbar, sehr gute Deposition, Anfeuchtung der Atemwege (gute Sekretlösung), Substanzkombination möglich	höherer Zeitbedarf, höhere Kosten, Risiko der Überdosierung, größerer Hygienebedarf, sehr unhandlich
IPPB (intermitt. Überdruckinhalation)	sehr hohe Deposition, gleichzeitige Sauerstoffgabe möglich, Befeuchtung der Atemwege	höherer Zeitbedarf, deutlich höhere Kosten, sehr unhandlich, großer Hygienebedarf

(modifiziert nach W. Nowak, K. Wahle: Asthma bronchiale, BDA Manual 2000)

Therapie eines Asthmaanfalls

Asthma ist nicht nur eine chronische, d.h. lebenslange Erkrankung, sondern auch eine wechselhafte. Mal gibt es Zeiten, wo man glaubt, das Asthma hätte sich völlig von einem verabschiedet und dann kommen wie aus heiterem Himmel wieder Episoden mit ausgeprägten Asthmabeschwerden. Typische Auslöser sind starke allergische oder physikalische Reize z.B. durch Pollen oder nasse kalte Luft, ein Infekt der Atemwege oder manchmal auch starke psychische Belastungen. Auch eine unregelmäßige Einnahme der erforderlichen Medikamente kann einen Asthmanotfall provozieren.

Woran erkennen Sie einen Asthmaanfall?

- Die Beschwerden wie Husten und Auswurf nehmen zu. Der Schleim wird zäher und kann nur mühsam abgehustet werden.
- Bei körperlicher Belastung tritt Atemnot auf, Sie können nicht Ihre gewohnten Tätigkeiten ausführen.
- Sie brauchen mehr von Ihrem Notfall-Spray, dem rasch wirksamen Beta-2-Mimetikum, um die Atemnot zu bekämpfen.
- Im Peak-Flow-Protokoll sinken die Werte. Die Peak-Flow-Ampel schaltet auf Gelb oder sogar Rot.
- Nachts wachen Sie mit Husten und Atemnot auf. Dies kommt besonders in den frühen Morgenstunden zwischen 2:00 und 6:00 Uhr vor.
- Sie haben Zeichen eines Infektes. Dieser wird meist durch Viren ausgelöst und äußert sich durch Husten, Fieber, Frösteln, Schnupfen, Gliederschmerzen und allgemeine Abgeschlagenheit.

Es müssen nicht alle Anzeichen gleichzeitig auftreten. Schon bei einem dieser Warnsymptome sollten Sie aufmerksam werden und rechtzeitig reagieren. Asthmaanfälle werden in zwei Schweregrade eingeteilt: einen leichten bis mittelschweren Anfall und einen schweren bis lebensbedrohlichen Anfall. Die jeweiligen Merkmale und Maßnahmen für Erwachsene und Kinder sind auf den folgenden Seiten zusammengefasst.

CHECKLISTE

Akuter Asthmaanfall beim Erwachsenen – Merkmale und Maßnahmen

(nach Deutsche Atemwegsliga 2005)

Leichter bis mittelschwerer Anfall

Merkmale:

- Kurzatmigkeit
- Sprechen normal
- erhöhte Atemfrequenz (< 25/min)
- erhöhter Puls (< 110/min)
- erniedrigte Peak-Flow-Werte (> 50 % des Soll- oder Bestwertes)

Behandlung:

- 2–4 Hübe eines rasch wirksamen Beta-2-Mimetikums inhalieren, möglichst über Inhalierhilfe
- atemerleichternde Lagerung (sitzend, Unterarme unterlagert), Lippenbremse
- nach 10 Minuten Peak-Flow-Kontrolle
- bei fehlendem Anstieg der Peak-Flow-Werte nochmals zwei Hübe des rasch wirksamen Beta-2-Mimetikums plus Cortison, am besten als Tablette (25–50 mg Prednisolon)
- Kontrolle des Peak Flow nach 10 Minuten
- keine Besserung: sofort den Notarzt (Feuerwehr) rufen

Schwerer bis lebensbedrohlicher Anfall

Merkmale:

- ausgeprägte Luftnot beim Sprechen
- deutlich verminderter Peak Flow (< 50 % vom Soll- oder Bestwert)
- deutlich erhöhte Atemfrequenz (> 25/min)
- deutlich erhöhter Puls (> 110/min)

Behandlung:

- Beta-2-Mimetikum: 2–4 Hübe
- 2–4 Hübe Ipratropium
- Cortisontablette (50–100 mg Prednisolon)
- Lippenbremse, atemerleichternde Stellung (s. o.)
- Peak-Flow-Kontrolle
- sofern keine Besserung: Notarzt (Feuerwehr) rufen

CHECKLISTE

Akuter Asthmaanfall bei Kindern über 2 Jahren – Merkmale und Maßnahmen

(nach Deutsche Atemwegsliga 2005)

Mittelschwerer Anfall

Merkmale:
- Kurzatmigkeit
- mühevolles Sprechen
- erhöhte Atemfrequenz (< 30/min)
- erhöhter Puls (< 120/min)
- erniedrigte Peak-Flow-Werte (< 80 % des Soll- oder Bestwertes)

Behandlung:
- rasch wirksames Beta-2-Mimetikum inhalativ: 2–4 Hübe, möglichst mit Inhalierhilfe alle 20 Minuten
- Lippenbremse, atemerleichternde Stellung
- nach 20 Minuten Peak-Flow-Kontrolle
- bei fehlendem Anstieg der Peak-Flow-Werte: nochmals zwei Hübe des rasch wirksamen Beta-2-Mimetikums plus Cortison 1 mg/kg Körpergewicht oral insgesamt 3 Tage
- weitere Kontrolle des Peak-Flow-Wertes
- keine Besserung: sofort den Notarzt (Feuerwehr) rufen

Schwerer Anfall

Merkmale:
- Unvermögen zu sprechen oder Nahrung aufzunehmen
- deutlich verminderter Peak Flow (< 50 % vom Soll- oder Bestwert)
- deutlich erhöhte Atemfrequenz (> 30/min), bei 2–5 Jahren > 40/min
- deutlich erhöhter Puls (> 120/min) bei 2–5 Jahren > 130/min

Behandlung:
- Beta-2-Mimetikum: 4–8 Hübe alle 10 Minuten
- bei mangelndem Ansprechen zusätzlich wiederholt Ipratropiumbromid: 20 µg/Hub als Dosieraerosol oder 250 µg Dosierung als Fertiginhalat
- Cortison 2 mg/kg Körpergewicht Prednisolon i.v./oral insgesamt 3 Tage
- Lippenbremse, atemerleichternde Stellung
- sofort den Notarzt (Feuerwehr) rufen

CHECKLISTE

Erste-Hilfe-Maßnahmen: Was Sie im Notfall selbst tun müssen

Vor allem: Ruhe bewahren!

Vermeiden Sie Hektik oder Panik. Setzen Sie sich bequem hin, am besten in eine atemerleichternde Stellung. Versuchen Sie, ruhig und gleichmäßig zu atmen. Atmen Sie ruhig in den Bauch hinein. Bei dieser Zwerchfellatmung tritt der Bauch bei Einatmung hervor. Setzen Sie beim ruhigen Ausatmen die Lippenbremse ein. Messen Sie unbedingt Ihren Peak Flow, um die Situation richtig einschätzen zu können.

Unbedingt einnehmen: Beta-2-Mimetika

Bei Auftreten von akuten Asthmabeschwerden sollten Sie sofort ein rasch wirksames bronchialerweiterndes Medikament inhalieren. Am stärksten sind die Beta-2-Mimetika. Nehmen Sie zunächst 2 Hübe ein. Inhalieren Sie tief und achten Sie auf eine ruhige Bauchatmung (Zwerchfellatmung, siehe S. 24).

Zusätzlich: Inhalationsgerät zur Feuchtinhalation

Wenn Sie über ein elektrisches Inhalationsgerät zur Feuchtinhalation (z. B. Pariboy) verfügen, kann auch dies zur Inhalation des bronchialerweiternden Beta-2-Mimetikums benutzt werden. Insbesondere bei Kindern ist diese Maßnahme von Vorteil, weil eine höhere Dosis auch in die kleinen Atemwege gelangt und eine Befeuchtung der Bronchien sowie eine bessere Verteilung des Medikaments in der Lunge gewährleistet ist.

Achten Sie auch bei Verwendung der Feuchtinhalation auf eine tiefe, ruhige Atmung. Bei Erwachsenen sollte die Feuchtinhalation nicht über eine Gesichtsmaske, sondern über einen Mundansatz erfolgen, um unnötige Verluste des Medikaments in der Nasenschleimhaut zu verhindern.

Bei Besserung zusätzlich anwenden: inhalative Corticoide

Sofern sich die Beschwerden unter der genannten Medikation bessern, haben Sie einen Asthmaanfall erfolgreich abgewehrt. Die Verschlechterung zeigt Ihnen jedoch, dass sich Ihre Atemwege in einer instabilen Phase befinden. Sie sollten zusätzlich die Dosis Ihrer inhalativen Steroide verdoppeln. Obwohl sie keine Sofortwirkung haben, tragen sie im weiteren Verlauf zur Stabilisierung bei.

Bei fehlender Besserung: Cortison als Tablette

Bei einem akuten Asthmaanfall und fehlender Besserung durch die Inhalation von Beta-2-Mimetika muss Cortison als Tablette verabreicht werden. Cortisontabletten wirken bereits nach etwa 30 Minuten, die volle Wirkung ist nach 2 Stunden zu erwarten. Die einmalige Gabe von Cortison auch in hoher Dosis (bis zu 100 mg Prednisolon) ist gewöhnlich unproblematisch. In schwersten Fällen kann Ihnen der Arzt oder Notarzt auch eine Cortisonspritze in die Vene geben, wobei auch hier ein Wirkungseintritt frühestens nach 30 Minuten zu erwarten ist. Zäpfchen werden nur bei Babys und Kleinkindern gegeben.

Überdosierung vermeiden!

Eine Überdosierung der Notfallpräparate ist unter allen Umständen zu vermeiden. Fragen Sie Ihren Arzt, welche Mengen Sie auch im äußersten Notfall nicht überschreiten dürfen, und halten Sie sich unbedingt an seine Empfehlungen. Bei kurz wirksamen Beta-2-Mimetika wie Salbutamol (z.B. Sultanol) oder Terbutalin (z.B. Aerodur) sollte die Dosis von 8–10 Hüben täglich nicht überschritten werden. Lang wirksame Beta-2-Mimetika mit raschem Wirkungseintritt wie Formoterol (z.B. Oxis 12 µg), sollten in einer maximalen Dosis von 6 Hüben täglich eingenommen werden. Bei niedrigem Körpergewicht und Neigung zu Herzrhythmusstörungen kann jedoch bereits diese Dosis zu unerwünschten Nebenwirkungen führen.

Wie kann man einen Asthmanotfall verhindern?

Nur eine korrekte Anwendung eines Inhalationsgerätes führt zu dem gewünschten Erfolg. Es ist deshalb für jeden Asthmatiker ratsam, im Rahmen einer Patientenschulung die Technik der Inhalation zu überprüfen und zu optimieren. Jedes Medikament für die Atemwege kann nur dann auch wirken, wenn es am richtigen Ort in den Bronchien landet. Die Chroniker-Programme der Krankenkassen wurden aktuell auch auf das Asthma ausgedehnt. Schreiben Sie sich für dieses Programm ein. Eine Schulung gehört automatisch dazu.

Wichtig

Sie beugen einem Asthmanotfall vor, indem Sie:

- Ihre Medikamente regelmäßig einnehmen,
- richtig inhalieren,
- regelmäßig den Peak Flow messen und auf Warnzeichen (siehe S. 101) achten.

Um einen Asthmanotfall zu verhindern, ist es wichtig, seine Erkrankung im Griff zu behalten. Dabei hilft Ihnen das Peak-Flow-Meter. Durch regelmäßige Messungen 2–4-mal täglich und Eintragung der Werte in das Asthmatagebuch wissen Sie jederzeit, wo Sie im Moment mit Ihrer chronischen Erkrankung stehen. Abweichungen nach unten von mehr als 20 % kündigen eine Verschlechterung frühzeitig an. Jetzt müssen Sie reagieren. In Ihrem Asthmatagebuch kann Ihr Arzt vermerken, welche Medikamente jetzt zusätzlich eingenommen werden sollten. Auch dies können Sie in einer ambulanten Patientenschulung erlernen (siehe S. 145).

Strukturierte Behandlungsprogramme (DMP) für Asthma

Ganz aktuell bietet Ihnen Ihre Krankenkasse in Kooperation mit Ihrem Hausarzt und Lungenfacharzt die Möglichkeit, an strukturierten Behandlungsprogrammen für Ihre chronische Erkrankung teilzunehmen.

Neben einer ausführlichen Untersuchung mit Messung der Lungenfunktion erfolgt eine intensive Beratung und vor allem auch eine strukturierte ambulante Patientenschulung (NASA).

Erkundigen Sie sich bei Ihrem Hausarzt oder Lungenfacharzt nach diesen Behandlungsprogrammen und schreiben Sie sich ein!

Die Inhalte der Behandlungsprogramme unterliegen hohen Qualitätsanforderungen, die regelmäßig von einer neutralen Stelle überprüft werden. Eine ausführliche schriftliche Dokumentation aller Daten ermöglicht es, Sie bestmöglich bei der Bewältigung Ihrer chronischen Erkrankung zu unterstützen und Sie z. B. an regelmäßige Kontrollen zu erinnern.

Gleichzeitig ist aber auch Eigeninitiative gefordert. Dazu gehören zum Beispiel ein der Krankheit angepasster Lebensstil wie das Aufgeben einer eventuell bestehenden Nikotinabhängigkeit und regelmäßiges körperliches Training. Dies und weitere Hinweise lesen Sie im folgenden Text.

Weitere Therapiemöglichkeiten

Die wichtigste Maßnahme im Kampf gegen Asthma ist und bleibt das Meiden der individuellen Auslöser, ein Schwerpunkt im nächsten Kapitel. Dabei kann es sich um spezielle Allergene (z. B. Pollen, Tierhaare), um physikalische Reize (z. B. kalte Luft), um chemische Reizstoffe (z. B. Kochdünste, Ozon), Medikamente oder Nahrungsmittel handeln, um nur die häufigsten zu nennen.

In diesem Unterkapitel erfahren Sie das Wichtigste über die Aussichten einer Hyposensibilisierung, über Klima- und Kuraufenthalte sowie alternative Therapien, die die Behandlungsmöglichkeiten und den Umgang mit der Krankheit Asthma ergänzen.

Weniger empfindlich machen: die Hyposensibilisierung

Sinngemäß ist »weniger empfindlich machen« die Übersetzung für Hyposensibilisierung. Ihre Wirkung entspricht in etwa der einer Impfung. In diesem Prozess werden ansteigende Mengen jener Substanz zugeführt, auf die Sie allergisch reagieren. Ziel jeder Hyposensibilisierung ist, dass Ihr Körper sich allmählich an die krank machende Substanz gewöhnt. Der Arzt spricht von einer kausalen Therapie, mit der man versucht, die Ursache (lat.: causa) – in diesem Fall die krankhafte Empfindlichkeit – zu beseitigen und nicht die von ihr hervorgerufenen Beschwerden bzw. Symptome.

Der Wirkmechanismus der Hyposensibilisierung ist bislang nicht völlig geklärt. Man weiß jedoch, dass diese Art der Behandlung, beispielsweise durch die Bildung bestimmter Botenstoffe (Zytokine), die Bildung der Eiweißantikörper (Immunglobuline E) reduziert. Letztere sind mitverantwortlich für die Auslösung allergischer Beschwerden.

Wie wird eine Hyposensibilisierung durchgeführt?

Durch spezielle Herstellungsverfahren werden die Allergene (z. B. aus den Pollen) herausgelöst und zur Impfbehandlung als standardisierter Extrakt aufbereitet, wobei jede Ampulle exakt die gleiche Menge an Allergenen enthält. Meist sind dies hochkomplexe Eiweißverbindungen, deren Reinheit und Sterilität einer strengen Kontrolle unterliegen.

Eine Hyposensibilisierung dauert normalerweise drei Jahre. Bleibt die Wirkung aus oder kommt es gar zu stärkeren Nebenwirkungen, ist die Behandlung vorzeitig zu beenden.

Bei der Hyposensibilisierung spritzt Ihnen der Arzt kleine Mengen der allergisierenden Substanz unter die Haut (subkutan). Bei der sublingualen und oralen Immuntherapie werden kleine Mengen des Allergens unter die Zunge getropft oder geschluckt. Beim subkutanen Spritzen wird eine leichte Hautreaktion angestrebt. Die Dosis wird nun in regelmäßigen Intervallen, z. B. täglichen, wöchentlichen oder monatlichen Abständen, Schritt für Schritt gesteigert. Ziel ist es, den Körper an das Allergen zu gewöhnen und damit eine überschießende Reaktion (Allergie) zu vermeiden.

Die sublinguale und orale Immuntherapie ist praktisch nebenwirkungsfrei und kann zu Hause durchgeführt werden. Die subkutane Hyposensibilisierung ist etwas wirkungsvoller, aber auch nebenwirkungsreicher. Sie sollte daher nur in der Arztpraxis erfolgen.

Wie sind die Erfolgsaussichten?

Bei einer erfolgreichen Impfbehandlung bessern sich die allergischen Beschwerden wie z. B. Heuschnupfen oder Asthma. Manchmal verschwinden diese sogar vollständig. Leider ist dies nur der Idealfall, sodass Ihr Arzt entscheiden muss, ob eine Hyposensibilisierung für Sie sinnvoll ist.

Die Erfolge sind unterschiedlich: Besonders gut wirkt die Hyposensibilisierung bei Allergien auf Wespen- oder Bienenstiche. Die Erfolgsaussichten bei einer Allergie auf Pollen liegen um etwa 60–70% und bei Hausstaubmilben um 50%. Das liegt daran, dass einerseits die Impfstoffe nicht rein genug sind und andererseits nicht alle wichtigen Allergene erfasst werden können.

Sinnvoll ist die Hyposensibilisierung insbesondere bei schwerem Heuschnupfen, sofern dieser im Lauf der Jahre zugenommen hat und mit den üblichen antiallergischen Medikamenten nicht ausreichend unter Kontrolle zu halten ist. Der relativ häufige Etagenwechsel der Allergie (25% nach 10 Jahren!) kann oft verhindert oder zumindest gebremst werden. Unter Etagenwechsel versteht man, dass der Heuschnupfen (Nase) eine »Etage« tiefer (Bronchien) rutscht und daraus Asthma entsteht.

Wichtig
Eine Hyposensibilisierung hat größere Erfolgsaussichten, wenn die allergischen Beschwerden erst seit kurzem bestehen, die Allergene nur zu einer bestimmten Jahreszeit auftreten und das Allergiespektrum nicht zu breit gestreut ist.

Eine Hyposensibilisierung zur Therapie von Neurodermitis (atopisches Ekzem) oder einer Nahrungsmittelallergie ist nicht sinnvoll. Auch bei einer Allergie auf Schimmelpilze bleibt sie meist erfolglos. Bei Allergien auf Tierhaare oder -schuppen wird nur in Ausnahmefällen geimpft, etwa bei Tierärzten oder Inhabern von Zoohandlungen. Eine räumliche Trennung vom allergieauslösenden Tier sowie vorbeugende Maßnahmen (siehe S. 123) führen gewöhnlich zu einer ausreichenden Besserung der Allergiesymptome. Eine Hyposensibilisierung mit Hausstaubmilbenextrakt sollte immer von einer häuslichen Hausstaubmilbensanierung (siehe S. 126) begleitet werden.

Grundsätzlich erspart eine Hyposensibilisierung nicht die Notwendigkeit einer Expositionsprophylaxe, d. h. dass Sie die Allergieauslöser, so weit es möglich ist, meiden.

Da bei der subkutanen Impftherapie erhebliche Nebenwirkungen auftreten können, müssen am Tag der Impfung entsprechende Vorsichtsmaßnahmen eingehalten werden.

Wichtige Vorsichtsmaßnahmen bei der Hyposensibilisierung

Die subkutane Hyposensibilisierung führt durch die Stimulation körpereigener Abwehrmaßnahmen im Idealfall zu einer Gewöh-

TIPP

Worauf Sie achten sollten

- Vermeiden Sie sportliche Aktivitäten am Tag der Hyposensibilisierung.
- Verschieben Sie die Behandlung bei fieberhaften Erkrankungen.
- Verlassen Sie die Praxisräume erst eine halbe Stunde nach der Spritze, um bei Komplikationen sofortige Gegenmaßnahmen einleiten zu lassen.
- Antiallergische Medikamente (Antihistaminika) haben eine schützende Wirkung bei hoch empfindlichen Patienten.
- Berichten Sie Ihrem Arzt unbedingt vor jeder Impfbehandlung über vorhergehende Begleiterscheinungen und lokale Hautreaktionen.

nung an das Allergen. Es können jedoch erhebliche Nebenwirkungen auftreten bis hin zu schwerem Asthmaanfall und allergischem Kreislaufschock mit Bewusstlosigkeit. Als Folge der Hyposensibilisierung sind sogar Todesfälle dokumentiert. Fieber und körperliche Anstrengung können durch den gesteigerten Blutfluss zur schnelleren Aufnahme der gespritzten Allergene führen.

Ihr Arzt wird die Risiken und Erfolgsaussichten, insbesondere vor dem Hintergrund der hohen Kosten einer solchen Therapie und Ihres Aufwands gemeinsam mit Ihnen abwägen. Bei sorgfältiger Beurteilung des Einzelfalls ist die Impfbehandlung eine sinnvolle Ergänzung zur Behandlung des allergischen Asthmas.

Kur- und Klimabehandlungen

Kurbehandlungen bei Asthma empfehlen sich immer dann, wenn durch den Aufenthalt eine Beruhigung der Psyche und eine Verminderung der Asthma auslösenden Faktoren gewährleistet sind. Die speziellen Therapien, die im Rahmen einer Kur durchgeführt werden (z.B. Asthmaschulungen, Atemgymnastik, gezielte Bewegung etc.), sind für den Asthmatiker stets von großem Nutzen.

Bei allergischem Asthma sind Orte besonders günstig, in denen die Allergenbelastung minimal ist. Daher ist für Hausstaubmilben-Allergiker insbesondere das Hochgebirge und für Pollenallergiker das Meer geeignet. Pollenallergiker sollten ihren Kurort nach den regionalen Jahreszeiten ausrichten. Kuren an der Nordsee (z.B. Insel Sylt) wirken sich durch das Meeresklima zusätzlich günstig aus.

Ein entsprechender Antrag bei der Krankenkasse oder Berufsgenossenschaft muss natürlich auch vom Schweregrad des Asthmas abhängig gemacht werden.

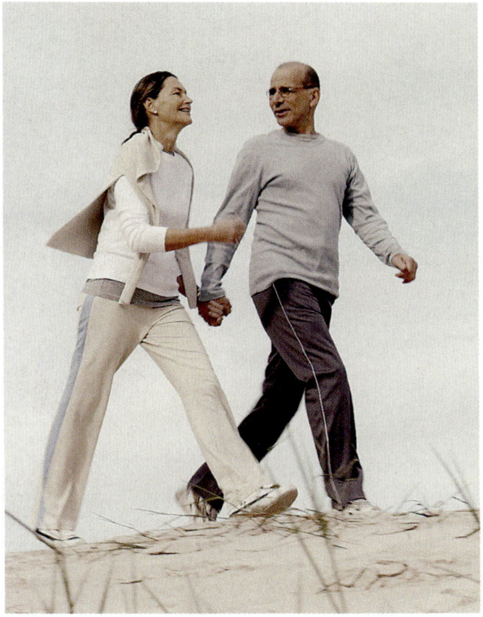

▲ Bei einem Spaziergang am Meer können Pollenallergiker wieder durchatmen.

Andere alternative Behandlungsmöglichkeiten – von Pflanzen über Akupunktur bis Sauerstoff

Alternative Behandlungsansätze stehen momentan bei vielen Patienten hoch im Kurs. Dennoch sollten Sie genau hinschauen, wenn Ihnen schnelle Heilung zu hohen Preisen versprochen wird. Eine kritische Haltung erscheint nicht nur gegenüber konventionellen, sondern auch alternativen Heilmethoden angebracht, insbesondere, wenn die Wirksamkeit nicht nachgewiesen und die Therapie teuer ist.

Welche Heilpflanzen lösen den Schleim und lindern den Hustenreiz?

Wissenschaftliche Beweise für die Wirkung pflanzlicher und homöopathischer Medikamente bei Asthma liegen bis heute nicht vor.

Es gibt eine Reihe von Heilpflanzen, die Sie als Schleimlöser bei Asthma einsetzen können. Dazu zählen u. a. Fenchel, Minzöl und Thymian. Lindernd und dämpfend auf den Hustenreiz wirken Spitzwegerich, Isländisch Moos, Malven- und Lindenblütentee. Gegen Krampfhusten sind vor allem bei Kindern Sonnentaukraut oder Efeublätter erfolgreich. Bei Erkältungen werden Holunder- und Lindenblütentee empfohlen.

Ein Ersatz der in diesem Buch beschriebenen antientzündlichen und bronchialerweiternden Asthmatherapie ist damit jedoch nicht gegeben. Es gilt vielmehr zu bedenken, dass pollenallergische Asthmatiker auch auf ein pflanzliches Präparat allergisch reagieren können. Ein Verzicht auf die antientzündlichen und gegebenenfalls auch bronchialerweiternden inhalativen Asthmamedikamente zugunsten pflanzlicher oder homöopathischer Präparate ist gefährlich, da der für das Asthma typische Entzündungsprozess fortschreiten und die Kontrollierbarkeit der Erkrankung sich verschlechtern kann.

▼ Wenn Sie nur unter leichtem Asthma leiden, könnte Ihnen Akupunktur helfen.

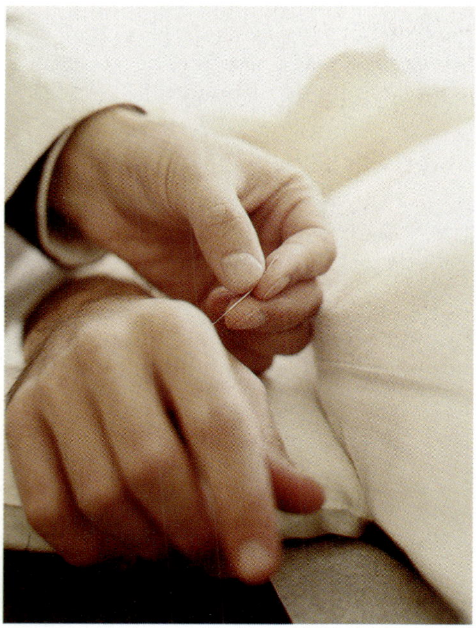

Akupunktur kann leichtes Asthma lindern

Leichte Formen von Asthma lassen sich durch Akupunktur lindern. Verschiedene Untersuchungen belegen, dass bei richtig angewandter Akupunktur die Atemwegswiderstände um bis zu 20 % gebessert werden können. Bei höhergradigem Asthma allerdings ist sie als alleinige Therapie nicht ausreichend, weil sie keinen Einfluss auf das ursächliche Entzündungsgeschehen hat.

Was ist von der Bioresonanztherapie zu halten?

Hierbei sollen durch ein spezielles Gerät krank machende elektromagnetische Schwingungen identifiziert und dem Körper entzogen werden. Nach dem gleichen Prinzip wird bei der Mora- und Multiresonanztherapie verfahren. In Einzelfällen wurde über Besserungen durch diese nichtschulmedizinische Therapie berichtet. Es bleibt jedoch offen, inwieweit hier Suggestivkraft, der so genannte Placeboeffekt, eine Rolle spielt. Wissenschaftliche Beweise für eine heilende oder antientzündliche Wirkung anhand kontrollierter Studien liegen nicht vor. An der Universität Wien wurde geprüft, ob mit der Bioresonanzmethode Allergien entdeckt werden können. In 63 % der Fälle kam es zu Fehldiagnosen. Die Methodik dieser Therapie erscheint auch theoretisch wenig plausibel.

Was sind Bachblüten?

Bei dieser Therapie werden Blüten wild wachsender Pflanzen in Quellwasser gelegt, wobei die mit Alkohol und Wasser verdünnte Flüssigkeit vom Patienten tropfenweise eingenommen wird. Allerdings fehlt auch hier jeglicher wissenschaftlicher Nachweis für die Wirksamkeit.

Die Sauerstoff-Mehrschritt-Therapie ist teuer und unwirksam

Bei dieser von Professor von Ardenne, einem Physiker, entwickelten Therapieform atmet der Patient kurzzeitig hoch konzentrierten Sauerstoff ein. Ziel ist es, den Sauerstoffdruck im arteriellen Blut anzuheben. Dies gelingt nur so lange, wie Sauerstoff eingeatmet wird, weil dieser im Körper nicht gespeichert werden kann. Es sind somit keine Langzeiteffekte zu erwarten; innerhalb kurzer Zeit stellen sich wieder die Ausgangswerte des Blutsauerstoffdruckes her.

Wichtig

Die Sauerstoff-Mehrschritt-Therapie sollte nicht verwechselt werden mit einer Sauerstofflangzeittherapie, die bei fortgeschrittener Lungenkrankheit mit entsprechendem Sauerstoffmangel eingesetzt wird.

Eine positive Wirkung auf den Krankheitsverlauf konnte wissenschaftlich nicht nachgewiesen werden. Diese für den Patienten ebenso teure wie wirkungslose Behandlung, die Betroffenen bedauerlicherweise sogar von einigen Lungenfachärzten als »Sauerstoffkur« angeboten wird, sollten Sie auf der Suche nach Alternativen deshalb nicht in Erwägung ziehen.

Folgende alternative Therapien sollten Sie meiden

Eigenblutbehandlung: Hier wird Blut aus einer Vene entnommen und an anderer Stelle des Körpers, etwa in den Gesäßmuskel, wieder eingespritzt. Durch diesen unspezifischen Reiz sollen die Abwehrkräfte mobilisiert und so das Immunsystem stimuliert werden. Da bei dieser Therapie erhebliche, den gesamten Körper betreffende Unverträglichkeitsreaktionen (z. B. Schwindel, Kopfschmerz, Fieber, Schock, auch Lokalreaktionen wie Bluterguss oder Spritzenabszess) auftreten können, ist eine kritische Beurteilung angebracht. Ein wissenschaftlicher Wirkungsnachweis bei Asthma fehlt.

Ozontherapie: Die Ozontherapie ist eine Variante der Eigenblutbehandlung, wobei eine kleine Menge Blut unter ultravioletter Bestrahlung mit Sauerstoff angereichert und dann intravenös zurückgespritzt wird. Bei dieser Therapie kann es zur Kontamination des Blutes und Gerinnselbildung mit der Gefahr einer Lungenembolie kommen. Das Risiko von Unverträglichkeitsreaktionen ist nicht zu unterschätzen, sodass der Nutzen eher im Geldbeutel des Therapeuten als beim Patienten liegt.

Neuraltherapie: Sie gründet auf der Hypothese, dass Erkrankungen durch Störfelder anderer Körperregionen wie Zähne oder Gaumenmandeln hervorgerufen werden. Durch lokale Behandlung dieser Störfelder soll die Organerkrankung beeinflusst werden. Bei Injektionen in schwer zugängliche Störfelder können jedoch direkte Schäden sowie allergische Reaktionen ausgelöst werden. Ein weiterer Kommentar zu möglichen Nebenwirkungen erübrigt sich. Zur Asthmatherapie erscheint auch diese Methode ungeeignet.

Frischzellentherapie: Hier werden Zellen oder Zellbestandteile aus tierischen Geweben meist unter die Haut gespritzt. Man erhofft sich eine Stimulierung des Immunsystems, ohne dass entsprechende Wirkungen wissenschaftlich nachgewiesen werden konnten. Schwere allergische Reaktionen auf Fremdeiweiße bis hin zum Schock werden beschrieben, sodass auch von dieser Methode abzuraten ist.

Selbsthilfe

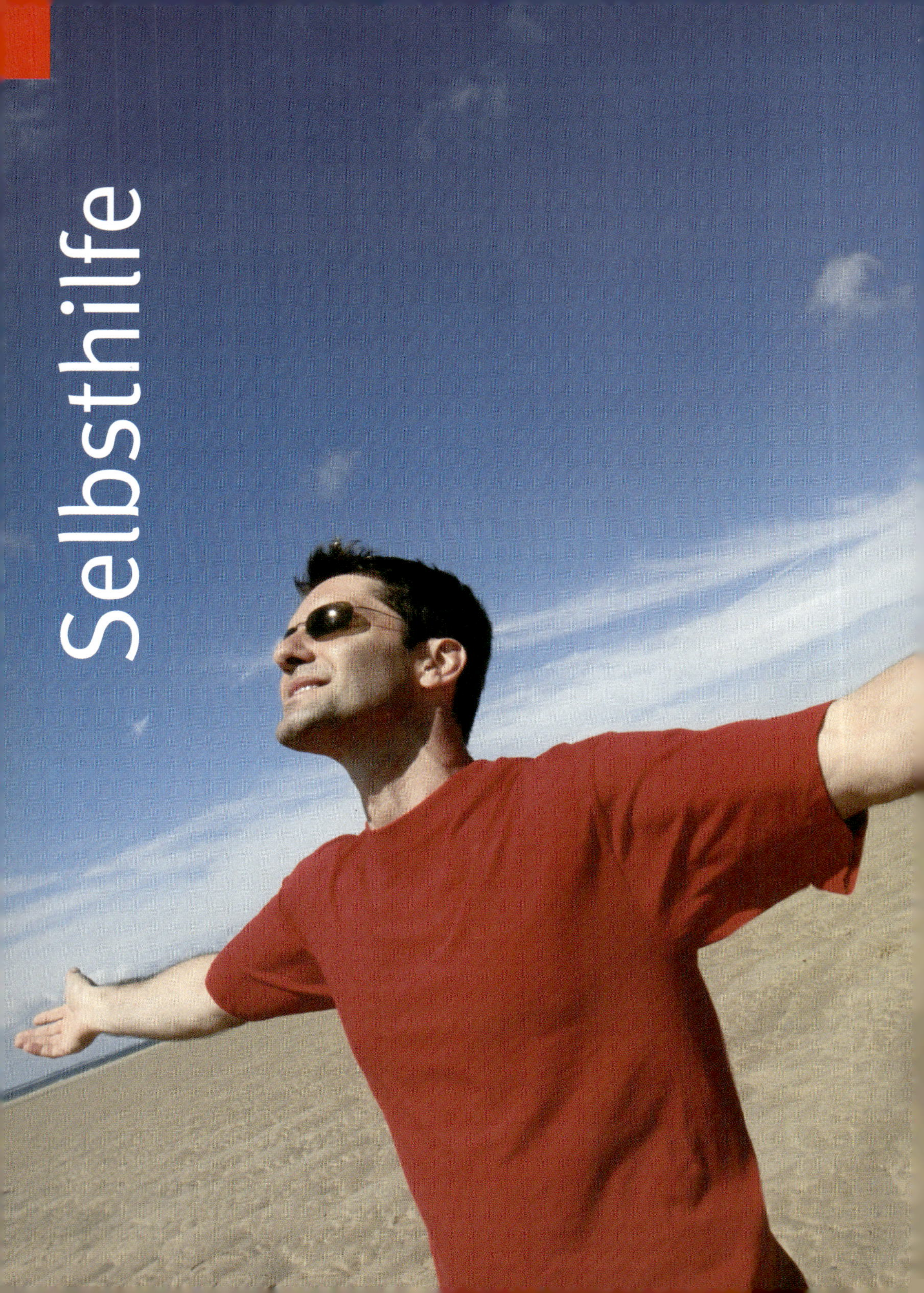

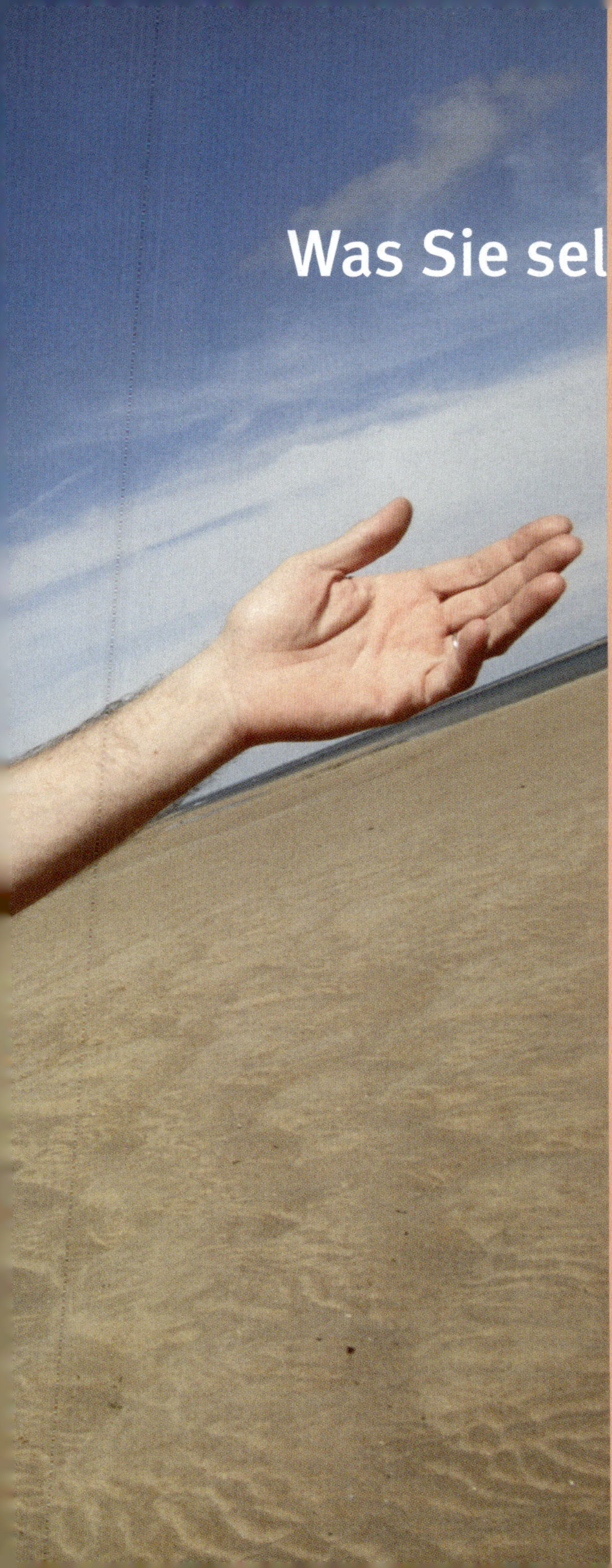

Was Sie selbst tun können

Neben der richtigen Medikamenteneinnahme gibt es noch zahlreiche Selbsthilfemaßnahmen im Kampf gegen Asthma. Die Wichtigste ist, Ihre Auslöser zu meiden. Lesen Sie, wie dies am besten gelingt. Außerdem lernen Sie spezielle Atemübungen kennen. Auch Yoga, Sport und die richtige Ernährung können Ihnen helfen, Ihr Asthma im Griff zu behalten.

Meiden Sie Ihre Auslöser

Im vorherigen Kapitel wurde es schon angesprochen: Jede wirksame Asthmatherapie stützt sich auf zwei Pfeiler – zum einen auf die ärztliche Beratung und medikamentöse Therapie, zum anderen auf die eigene Lebensführung und Ihre Bereitschaft, sich aktiv an der Kontrolle der Erkrankung zu beteiligen. Nur wenn sich beides optimal ergänzt, ist eine erfolgreiche Behandlung möglich.

Die großen wissenschaftlichen Fortschritte der letzten Jahrzehnte, vor allem im Bereich der inhalativen Corticoide, dürfen nicht darüber hinwegtäuschen, dass es sich hierbei um eine Therapie handelt, die an den Symptomen, nicht jedoch an den Ursachen der Erkrankung ansetzt.

Eine ursächliche Therapie liegt im Meiden der Auslöser, die jeweils die Beschwerden hervorrufen: Expositionsprophylaxe – das große Thema dieses Kapitels. Dabei ist es gleichgültig, welcher Art die Auslöser sind, ob tierischer, pflanzlicher, chemischer oder physikalischer Herkunft. Grundsätzlich sollten Sie allen Asthma auslösenden oder verstärkenden Situationen aus dem Weg gehen!

Gewöhnen Sie sich an, auf die Luft zu achten, die Sie einatmen! Stellen Sie sich einfach häufiger die Frage: »Wie ist die Luft beschaffen, die ich gerade atme?« Das hilft Ihnen, für potenzielle Auslöser sensibler zu werden.

Aber Achtung: Dies gilt nicht für sportliche Betätigungen!

Bei Anstrengungsasthma empfiehlt es sich, einige Minuten vor dem Sport ein bronchialerweiterndes Medikament zu inhalieren.

Dazu zählt auch, dass Sie nicht allergische Reize (z. B. Rauchen oder Passivrauchen) umgehen. Vor allem durch Rauchen wird den Allergenen der Angriff auf die Schleimhäute leicht gemacht. Junge Menschen sollten bei ihrer Berufswahl die möglichen speziellen Auslöser berücksichtigen.

TIPP

So beugen Sie vor

- Weder aktiv noch passiv rauchen.
- Allergene reduzieren (z. B. Hausstaubmilben) oder meiden (z. B. Pollen).
- Unnötige Schadstoffbelastungen der täglichen Umgebung meiden (Arbeitsplatz, Industrie, Klimaanlage, Autoabgase).
- Bei Vorliegen einer Überempfindlichkeit keine Acetylsalicylsäure (Aspirin) oder nichtsteroidale Antirheumatika (NSAR) einnehmen (siehe S. 56).
- Regelmäßige Atemübungen, wenn möglich Entspannungsübungen (z. B. Yoga, siehe S. 141) durchführen.
- Stress im Alltag so weit wie möglich reduzieren.

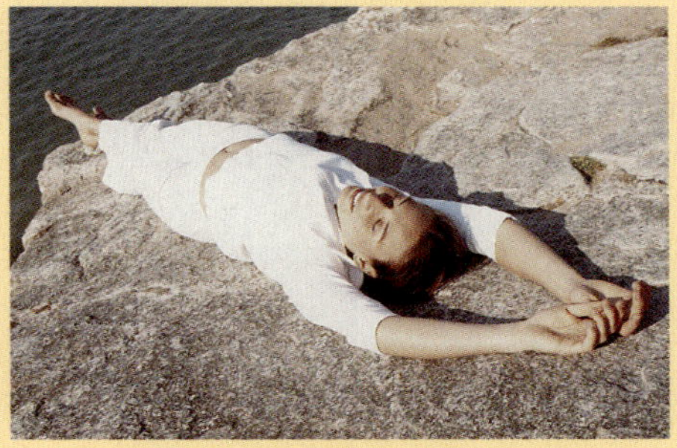

- Regelmäßig sportlich aktiv sein.
- Die Infektabwehr durch gesunde Ernährung und Lebensführung stärken (siehe S. 143).

Wie Sie sich vor Pollen schützen können

Ein Pollenkorn ist die männliche Zelle, die für die Fortpflanzung der Pflanzensamen notwendig ist. Es wird aus der Pflanze freigesetzt und durch Wind (Windbestäuber) oder durch Insekten (Insektenbestäuber) transportiert.

Typische Pollenallergene sind:

- Baumpollen
- Gräser- und Getreidepollen
- Kräuterpollen

Gräser sind in der westlichen Welt die häufigste Ursache von Heuschnupfen. Zwischen den meisten Grasarten gibt es Kreuzreaktionen. Aufgrund der strukturellen Ähnlichkeit der Graspollen besteht daher gleichzeitig eine Allergie auf mehrere Gräsersorten (z. B. Lieschgras, Weidelgras und Knäuelgras). In den USA sind die Gebirgszeder sowie die Zypresse sowie die aufrechte

Ambrosie (Ragweed) und in Japan die japanische Zeder von großer Bedeutung für die Entwicklung von Pollenallergien. Besonders die aufrechte Ambrosie breitet sich zunehmend auch in Deutschland aus.

Während an kalten, regnerischen Tagen die Anzahl der Gräserpollen niedrig ist, nimmt die Pollenbelastung bei windiger, warmer und trockener Luft zu. Pollen werden nur tagsüber freigesetzt: Am Morgen und am späten Nachmittag ist die Pollenzahl am höchsten.

Kreuzreaktionen auf Nahrungsmittel

Kreuzallergien bestehen nicht nur innerhalb der Pflanzenfamilien. Pollenallergiker können wegen der ähnlichen Struktur der Allergene auch auf bestimmte Nahrungsmittel allergisch reagieren (siehe Tabelle auf S. 122).

TIPP

Was Sie bei einer Pollenallergie beachten sollten

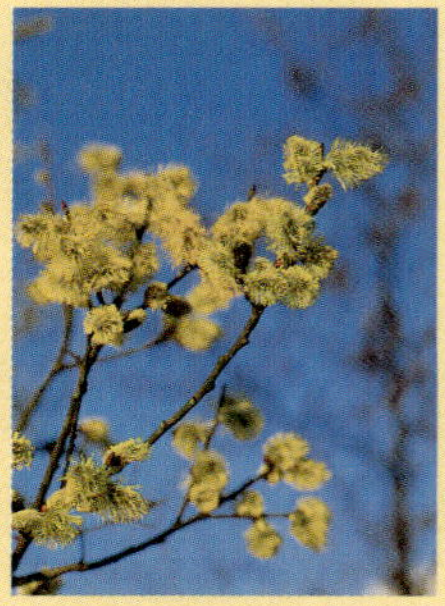

- Halten Sie sich nicht unnötig im Freien auf: Verzichten Sie auf Spaziergänge in der Umgebung von blühenden Bäumen, Getreidefeldern und Rasenflächen.
- Halten Sie die Fenster während des Pollenflugs geschlossen, besonders bei Wind.
- Lüften Sie zur richtigen Tageszeit:
  - in ländlichen Gegenden am Abend (maximale Pollenbelastung in frühen Morgenstunden),
  - in Großstädten am Morgen (max. Pollenbelastung am Abend).
- Legen Sie die im Freien getragene Kleidung möglichst nicht im Schlafzimmer ab.
- Duschen Sie vor dem Schlafengehen, um Pollen an Haut und Haaren zu beseitigen.
- Schließen Sie Autofenster und -schiebedach während des Pollenflugs.
- Lassen Sie nach Möglichkeit eine Klimaanlage und einen Pollenschutzfilter ins Auto einbauen.
- Verbringen Sie Ihren Urlaub in pollenarmen Gegenden (Hochgebirge oder an der See).
- Einen Pollenflugkalender finden Sie u. a. unter www.dwd.de.

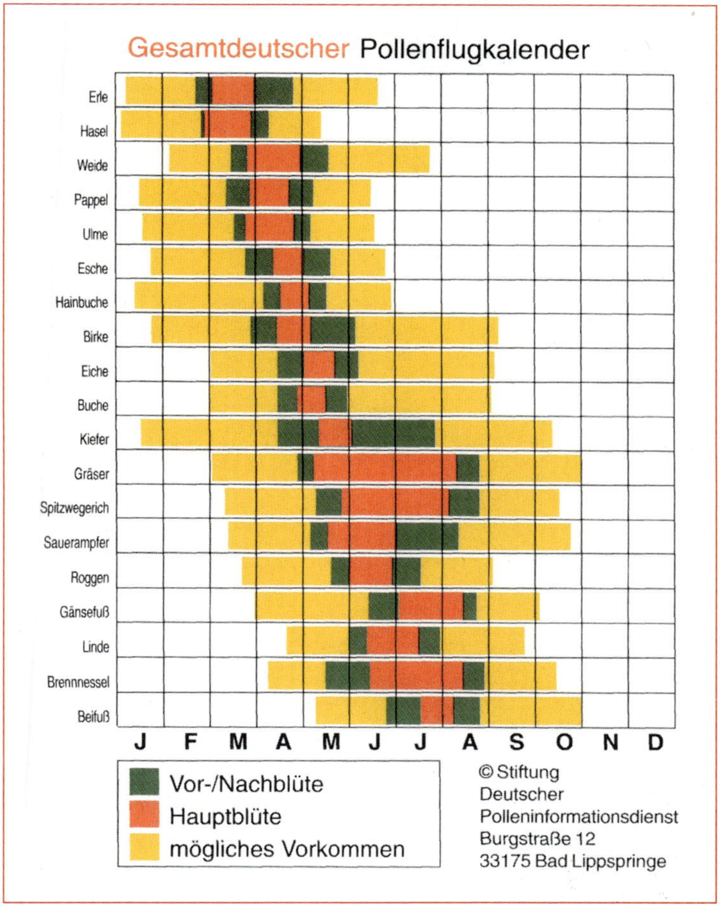

◀ Pollenflugkalender: wichtiges Hilfsmittel für Pollenallergiker.

Was Sie über Tierallergien wissen sollten

Allergien auf Tiere sind die zweithäufigste Ursache einer Inhalationsallergie. Bei den großen Säugetieren sind meist nicht nur die Haare, sondern auch Hautschuppen (Epithelien) und Speichelbestandteile Auslöser der Allergie. Bei den kleinen Säugetieren wie Mäusen, Ratten oder Meerschweinchen ist der Urin häufig Auslöser der Unverträglichkeit. Oft liegt gleichzeitig eine Al-

Typische Kreuzreaktionen zwischen Pollen und Nahrungsmitteln

Pollen	Nahrungsmittel
Baumpollen (Birke, Erle, Hasel, Eiche, Buche)	Kernobst (z. B. Äpfel, Birne) Steinobst (z. B. Pflaume, Aprikose, Pfirsich, Kirsche) Kiwi Nüsse (z. B. Haselnuss, Paranuss, Walnuss, Erdnuss, Mandel, Kürbiskerne) Gemüse (z. B. Sellerie, Karotten, Kartoffel) Gewürze (z. B. Curry, Anis u. a.)
Beifuß	Gemüse (z. B. Sellerie, Karotte, Kamille, Petersilie, Paprika, Sonnenblumenkerne, Gurke, Melone) Gewürze (z. B. Pfeffer, Kümmel, Muskat, Ingwer, Zimt)
Gräser- und Roggenpollen	Soja (z. B. Sojabohne, Sojamehl, Sojamilch) Getreidemehl, Erdnuss, Kartoffel, Tomate

lergie auf verschiedene Tierrassen vor. Typische Anzeichen sind hier gerötete Augen, Fließschnupfen, Niesattacken und Asthma bei Kontakt mit den entsprechenden Tieren.

Welche Tierallergien treten auf?

▼ Katzen lösen sehr häufig Allergien aus.

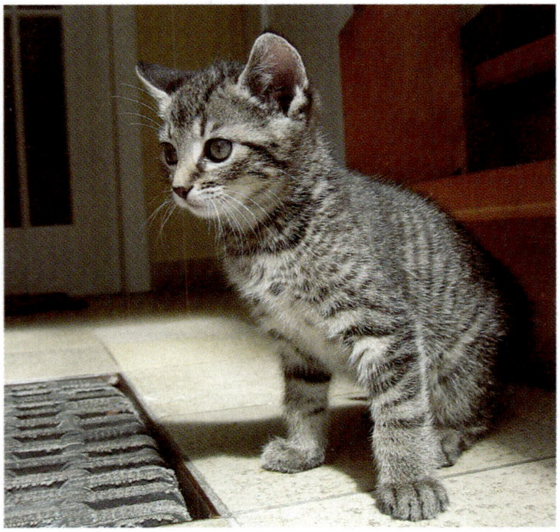

Katzen: Die »Katzenallergie« ist die häufigste Tiersensibilisierung in Europa. Mehr als die Hälfte aller Tierallergiker reagiert auf Katzen. Die Überreaktion wird durch den Speichel der Katze hervorgerufen. Weniger stark allergisierend wirken Katzenhaare, -schuppen sowie -exkremente.

Hunde: Etwa ein Viertel aller Tierallergiker zeigt eine entsprechende Reaktion auf Hunde. Die Sensibilisierung ist häufig rassenspezifisch, man ist also nur allergisch auf eine bestimmte Hunderasse. Überwiegend verursachen Hundeschuppen, weniger dagegen Hundehaare oder -exkremente die Allergie.

Meerschweinchen: Obgleich Meerschweinchen als potente Allergieauslöser gelten, sind Sensibilisierungen in den letzten Jahren rückläufig, wohl weil sie jetzt als Haustier seltener gehalten werden. Zu Allergien bei Laborpersonal kommt es jedoch häufig.

Andere Nagetiere: Allergien auf Ratten und Mäuse sind bei etwa 30% der Allergiker nachweisbar. Besonders stark allergisierend ist der Urin dieser Nagetiere. Betroffen sind häufig Menschen, die mit solchen Versuchstieren arbeiten.

Pferde: In ländlichen Regionen ist die Allergie auf Pferde die zweithäufigste Säugetiersensibilisierung.

Vögel: Sie haben eine eher geringe Allergenpotenz, obgleich sie neben Asthma weitere sehr schwere Lungenerkrankungen (z. B. eine Entzündung der Lungenbläschen) auslösen können, die dem Krankheitsbild einer Lungenentzündung ähneln. Wichtigste Allergenquelle bei Vogelsensibilisierung ist der Kot von Tauben, gefolgt von Papageien und Wellensittichen.

TIPP

So können Tierallergiker vorbeugen

- Kontakt mit Haustieren meiden:
  - Haustiere abschaffen, sofern eine Allergie nachgewiesen ist.
  - Keine Tiere anschaffen, auf die Sie (noch) nicht allergisch reagieren, denn es besteht ein hohes Risiko, dass sich Ihre Allergie durch Exposition ausdehnt.
- Kleidungsstücke aus Tierfellen oder Schafwolle meiden.
- Rosshaarmatratzen aus dem Schlafzimmer entfernen.
- Im Urlaub sicherstellen, dass das Hotelzimmer oder Ferienhaus nicht mit Tierhaaren belastet ist.
- Entsprechende Exposition durch Kleidung von Bekannten, Freunden oder Kollegen vermeiden.

Rinder und Schweine: Hier sind Sensibilisierungen eher selten. Liegt eine Allergie auf Kuhhaare oder -schuppen vor, wird häufig auch Kuhmilch nicht vertragen.

Küchenschaben: Sie spielen bei uns keine große Rolle. In amerikanischen Großstädten wie New York oder Chicago dagegen sind sie besonders unter schlechten Wohnverhältnissen eine häufige Allergenquelle.

Allergien gegen Hausstaubmilben sind häufig

Hausstaubmilben sind die häufigsten Allergieauslöser in Innenräumen. Man schätzt, dass ca. 5 % der Bevölkerung an einer Milbenallergie leiden. Milben zählen zu den Spinnentieren und umfassen 30 000 (!) Arten, zu denen u. a. die als Parasiten lebenden Zecken und Krätzmilben gehören. Die im Hausbereich angesiedelten Hausstaub- und Vorratsmilben sind winzige Tierchen (0,1–0,5 mm), die man mit bloßem Auge nicht erkennen kann. Allergisierend wirken die Ausscheidungsprodukte dieser Tiere, insbesondere der eiweißhaltige getrocknete Milbenkot.

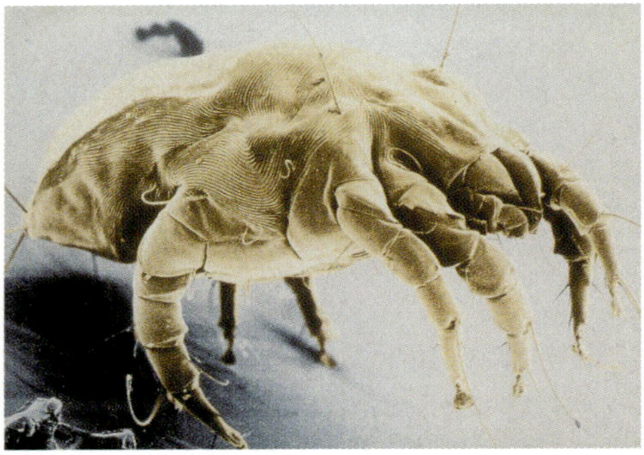

▲ Hausstaubmilben sind natürliche Bestandteile des Ökosystems fast jeden Haushalts. Sie sind jedoch so winzig, dass man sie mit bloßem Auge nicht erkennen kann, sondern nur unter dem Elektronenmikroskop.

Hausstaubmilben vermehren sich vor allem bei einer Luftfeuchtigkeit von 65–80 % sowie einer Temperatur zwischen 20–30°C. Hausstaubmilben findet man überall dort, wo sie günstige Lebensbedingungen antreffen. Ihre Nahrung aus menschlichen und tierischen Schuppen steckt vor allem im Staub von Betten, Matratzen, Polstermöbeln, Gardinen, Teppichen und Stofftieren. Erhöhte Luftfeuchtigkeit begünstigt das Wachstum von Milben. Daher bevorzugen sie Schlafzimmermatratzen, die ihnen durch die Körperwärme und das Schwitzen der Schläfer ein optimales Mikroklima bieten.

In trockenen Wüstengebieten mit niedriger Luftfeuchtigkeit finden sich nur wenige und in Höhen über 1500 m überhaupt keine Hausstaubmilben mehr. Speichermilben, die eine besonders hohe Luftfeuchtigkeit benötigen, kommen verstärkt in Kornspeichern, Lagerräumen und landwirtschaftlich genutzten Vorratsräumen vor. In Wohnungen tropischer Regionen leben sie häufiger als in gemäßigten Klimazonen.

Verschiedene Milbenarten

Milbenart	Vorkommen	Häufigkeit
Dermatophagoides pteronyssinus (Hausstaubmilbe)	besonders häufig im Sofa- und Schlafzimmerstaub	ca. 85 % aller Hausstaubmilben in Deutschland
Dermatophagoides farinae (amerikanische Hausstaubmilbe)	Schlafzimmer, Hausstaub	in Deutschland ca. 15 % aller Hausstaubmilben, in den USA häufigste Hausstaubmilbe
Acarus siro (Mehlmilbe)	in Ställen, Getreidemehlen	verstärkt im Herbst
Dermatophagoides microceras	im Bett-, Sofa- und Schlafzimmerstaub	selten

Es bestehen keine Kreuzreaktionen zwischen Hausstaub- und Speichermilben. Bei allergischen Beschwerden in Innenräumen und negativem Hauttest auf Hausstaubmilben sollte daher immer an die Möglichkeit einer Vorratsmilbenallergie gedacht werden. Es empfiehlt sich, die Vorratsmilben bei Verdacht auf eine Stauballergie im Hauttest zu erfassen. Dabei ist auch zu bedenken, dass der Hausstaub gewöhnlich eine Mischung aus Hausstaub- und Vorratsmilben sowie meist Tierschuppen, Schimmelpilzsporen, Textilfasern und Staubpartikeln ist.

Wie hoch ist die Konzentration von Hausstaubmilben?

Die höchste Anzahl von Hausstaubmilben bringen die Hochsommer- und Herbstmonate mit sich. Sinkt die Luftfeuchtigkeit unter 55 %, trocknen die Milben aus und sterben ab. Obwohl dies zu Beginn der Heizperiode der Fall ist, verstärken sich oft die Beschwerden in der kalten Jahreszeit. Der Grund ist, dass die trockenen Hausstaubmilbenexkremente (Kotbällchen) in der Heizungsluft zerfallen und als Feinstaub aufgewirbelt mit der Atemluft inhaliert werden. Im Gegensatz zu den Pollen verursachen Hausstaubmilben deshalb häufig das ganze Jahr über allergische Beschwerden.

Durch einen Färbetest können Sie feststellen, wie hoch die Hausstaubmilbenkonzentration an verschiedenen Stellen Ihrer Wohnung (z. B. in Ihren Polstermöbeln) ist. Dieser Test (Acarex) ist in jeder Apotheke erhältlich.

Je höher die Konzentration von Hausstaubmilben, desto wahrscheinlicher ist die Entwicklung einer Allergie bei den Hausbewohnern. Die Folgen sind allergische Symptome der Augen (Augenjucken), der Nase (Fließschnupfen und Niesen) und der Bronchien (Husten und Asthma). Man vermutet, dass Hausstaubmilbenallergene auch für allergische Erkrankungen der Haut, insbesondere für Neurodermitis (Milchschorf), von Bedeutung sind.

Was Sie bei einer Allergie gegen Hausstaubmilben tun sollten

Es gibt diverse vorbeugende Maßnahmen (siehe Kasten), die Sie insbesondere im Schlafzimmer konsequent umsetzen sollten, weil wir hier die längste Zeit unseres Lebens verbringen.

Teppichboden oder glatte Böden?

Wurden bis vor wenigen Jahren bei Hausstauballergie ausschließlich glatte und wischbare Böden empfohlen, dürfen Sie sich heute mit gutem Gewissen für einen Teppichboden entscheiden. Zu diesem Schluss kommt eine groß angelegte Europäische Lungenstudie (European Community Respiratory Health Survey II, kurz ECRHS II), die bei der Erforschung von Atemwegserkrankungen im Zusammenhang mit Hausstauballergien erstmals auch Lebensumstände und Umwelteinflüsse berücksichtigt:

So steigt die Zahl der chronisch an Asthma Erkrankten in Verbindung mit Schimmelbildung und Feuchtigkeit in Wohnräumen weiter deutlich an. Was die Allergenbelastung durch verschiedene Bodenbeläge angeht, empfehlen Fachleute bei Hausstauballergie ausdrücklich das Verlegen von Teppichboden. Denn: Werden glatte Fußböden aus Parkett oder Laminat nicht täglich feucht gewischt, stellen die aufwirbelnden Staubflocken eine direkte Belastung für den Hausstaub-Allergiker dar – schließlich wird der Staub bei jedem Luftzug immer wieder erneut aufgewirbelt. Im Vergleich dazu bindet jedoch ein textiler Bodenbelag den Staub nachhaltig und reduziert somit den Staubgehalt in der Luft.

Geradezu ideal für einen Allergiker-Haushalt ist demnach ein Teppichboden, der emissionsfrei verlegt werden kann und außerdem (ganz wichtig!) das TÜV-Siegel »Für Allergiker geeignet« trägt. Namhafte Teppichbodenhersteller wie beispielsweise die Vorwerk-Teppichwerke in Hameln bieten heute ausschließlich schadstoffgeprüfte Teppichböden mit diesem Teppich-Siegel an.

Als Allergiker sollten Sie in jedem Fall einen Staubsauger benutzen, der das TÜV-Siegel »Für Allergiker geeignet« trägt und zudem mit einem speziellen Mikrofilter ausgestattet ist.

Was bringen Lufttrockner und -reiniger?

Nach neueren Untersuchungen lässt sich durch Benutzung eines Lufttrockners (Verminderung der Luftfeuchtigkeit von 80 auf

TIPP

Wie Sie Hausstaubmilben reduzieren können

- Staubfänger entfernen: z. B. Polstermöbel, Gardinen, stattdessen glatte, leicht zu reinigende Leder- oder Kunstledermöbel und Kunststoffrollos.
- Bettdecken, Kissen und andere Textilien sollten bei mindestens 60°C waschbar sein.
- Sie können spezielle, für Hausstaubmilben undurchlässige Zwischenbezüge für Kissen, Bettdecken und Matratzen verwenden.
- Statt Daunen sollten Sie Kunstfaserfüllungen bevorzugen.
- Keine Pflanzen und Luftbefeuchter, insbesondere im Schlafzimmer.
- Möglichst keine Haustiere, denn sie erhöhen die Milbenkonzentration.
- Kämmen/bürsten Sie Ihre Haare nicht im Schlafzimmer, denn Haare und Hautschuppen sind ideale Nahrung für Milben.
- Keine Matratzen aus organischem Material wie Rosshaar oder Rohbaumwolle (Futons), stattdessen Schaumstoff oder Latexmatratzen, sofern keine Latexallergie besteht.
- Keine (langflorigen) Teppiche, vor allem aus Naturmaterialien (Schafwolle).
- Offene Bücher- und Musikregale nicht im Schlafzimmer aufstellen: klassische Staubfänger.
- Stofftiere verbannen oder regelmäßig waschen bei über 60 Grad; zusätzlich: Stofftiere für 24 Stunden in die Gefriertruhe legen. Das überlebt keine Hausstaubmilbe.
- Verwenden Sie einen Staubsauger mit Mikrofilter.

50 %) eine deutliche Reduktion der Hausstaubmilbenkonzentration erzielen. Ebenfalls neu zugelassen ist ein Gerät zur Luftreinigung (TherapyAir Plus) der Firma Zepter&Bioptron GmbH, welches die Milbenkonzentration in Innenräumen deutlich reduzieren kann.

Spezielle Zwischenbezüge sind sehr wirksam

Im Handel werden spezielle, für Hausstaubmilben undurchlässige Zwischenbezüge für Kissen, Bettdecken und Matratzen angeboten. Diese Zwischenbezüge (engl. »Encasings«) sind äußerst wirksam. Die Poren sind so klein (≤ 0,5 μm), dass die Hausstaubmilben nicht hindurchpassen. Die Bezüge lassen sich auch auskochen. Beim Einkauf muss darauf geachtet werden, dass der Bezug luft- und wasserdampfdurchlässig ist, um vermehrtes Schwitzen bzw. eine Verschlechterung des Schlafkomforts zu vermeiden. Ein geeignetes Produkt sind die Matratzenzwischenbezüge Allergocover vom Hersteller Allergopharma aus einem luftdurchlässigen Polyestermikrofasergewebe.

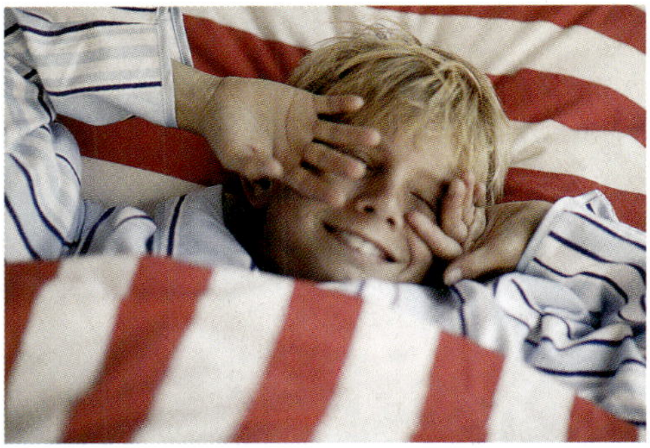

▲ Mit speziellen Zwischenbezügen können Sie die Hausstaubmilben aus Ihrem Bett verbannen.

Die Bettbezüge können Sie sich auf Kassenrezept verordnen lassen, sofern bei Ihnen eine schwere Hausstaubmilbenallergie nachgewiesen wurde. Sie gelten dabei als medizinische Heil- und Hilfsmittel, die das Arzneimittelbudget des Arztes nicht belasten. Die Wirksamkeit dieser Schutzmaßnahme ist ausgesprochen hoch und allgemein anerkannt. Die Verwendung von Encasings sollte jedoch nicht dazu führen, andere notwendige Verhaltensregeln und Sicherheitsvorkehrungen zur Vermeidung hoher Milbenbelastungen außer Acht zu lassen.

Reinigungsmittel gegen Milben sind nicht empfehlenswert

Daneben werden zur Milbenbeseitigung verschiedene chemische Reinigungsmittel, so genannte Akaroside wie Tannin und Akarizid (Acarosan), angeboten. Ihr Nachteil liegt in der inhalativen Belastung durch die Chemikalien, sodass aus unserer Sicht solche Reinigungsprodukte nicht empfehlenswert sind.

Allergie gegen stechende Insekten

Hierzulande sind vor allem Bienen und Wespen sowie Hummeln und Hornissen von Bedeutung. Zwischen den Giften von Wespen und Hornissen besteht eine Kreuzreaktivität: Wer auf Wespenstiche allergisch reagiert, entwickelt auch allergische Reaktionen auf Hornissen. Patienten mit einer Allergie auf stechende Insekten reagieren häufig nicht nur mit Asthma, sondern auch mit lokalen Schwellungen (z.B. im Hals-, Rachen- und Kehlkopfbereich), was zu einer erschwerten Atmung und Erstickungsgefühl führen kann. Außerdem können Kreislaufreaktionen bis hin zum

Wichtig

Die beste Maßnahme bei Bienen- oder Wespenstichallergie ist die Hyposensibilisierung (siehe S. 107), die in 95 % aller Fälle zu einem lebenslangen Schutz führt.

TIPP

So beugen Sie Insektenstichen vor

- Vermeiden Sie schnelle und hektische Bewegungen, wenn stechende Insekten in Ihrer Nähe sind.
- Bei vorhandener Allergie sollten Sie einen Bogen um Blumen, Früchte, Insektennester, Abfallkörbe, Mülleimer etc. machen.
- Laufen Sie nicht barfuß über Wiesen.
- Bringen Sie Fliegengitter an den Fenstern Ihrer Wohnung an und lüften Sie erst nach Einbruch der Dunkelheit.
- Verzichten Sie auf alle Düfte, die Insekten anlocken könnten.
- Sind Sie von einer Biene gestochen worden, versuchen Sie, den Stachel sofort zu entfernen.

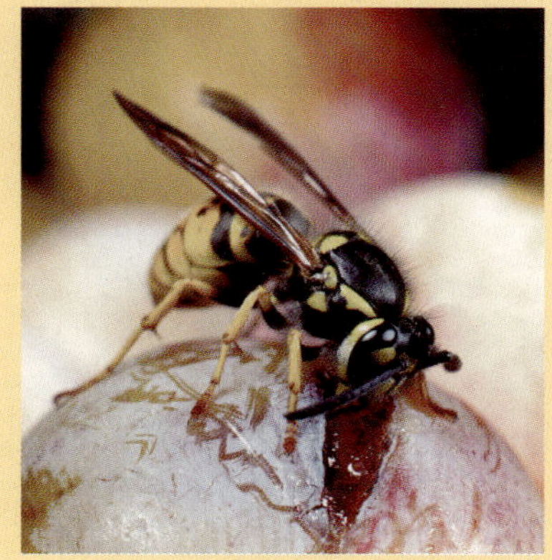

Kreislaufkollaps auftreten. Das Risiko einer tödlichen allergischen Schockreaktion (anaphylaktischer Schock) ist besonders bei älteren Patienten erhöht. Wegen der oft starken allergischen Reaktion sollten Sie bei Allergie gegen stechende Insekten Ihre Notfallmedikamente (siehe S. 151) in den Sommermonaten immer dabeihaben.

Schimmelpilze

Wichtig

Allergien gegen Schimmelpilze treten häufiger bei Kindern als bei Erwachsenen auf. In bestimmten Wirtschaftszweigen, etwa bei der Herstellung von Käse, Wein und Brot, kann es zu berufsbedingten Schimmelpilzallergien kommen.

Schimmelpilze sind mikroskopisch kleine Pflanzen, die im Gegensatz zu grünen Blattpflanzen kein Chlorophyll enthalten. Sie benötigen pflanzliches oder tierisches Material als Nahrung. Ihre ökologische Bedeutung erklärt sich daher, dass sie aus organischen Abfallprodukten Humus bilden. Sie bestehen aus einem Flechtwerk von Pilzfäden, die in großen Mengen Sporen produzieren. Diese Sporen werden über die Luft verbreitet. Durch das Einatmen dieser Sporen können allergische Reaktionen der Bronchien und Lungenbläschen sowie Pilzinfektionen der Lunge hervorgerufen werden.

Eine hohe Luftfeuchtigkeit ist Voraussetzung für das Wachstum von Schimmelpilzen. Dies erklärt, warum in warmen, feuchten Regionen oder schlecht belüfteten Räumen vermehrt Schimmelpilze auftreten. Schlecht gewartete Klimaanlagen können zusätzlich die Verteilung von Schimmelpilzsporen begünstigen.

Der schwierige Weg zur Diagnose: Schimmelpilze sind besonders artenreich. Eine Kreuzreaktivität liegt meist nicht vor, sodass bei Verdacht auf eine Allergie viele einzelne Schimmelpilze bei Ihnen ausgetestet werden müssen. Die Hauttests fallen oft nur schwach positiv aus und decken sich häufig nur in geringem Maß mit den sonstigen allergischen Suchtests einschließlich der Bestimmung der spezifischen Immunglobuline (IgE) im Blut.

Wie macht sich Schimmelpilzbefall bemerkbar?

Das Wachstum von Schimmelpilzen im Wohnbereich ist meist nur schwer nachweisbar. Sie sind oft nicht aufzufinden, etwa weil sie sich hinter feuchten Tapeten oder in Pflanzenerde verstecken. Schimmelpilzfäden und -sporen können Sie oft an einem weißlichen oder gräulichen Belag (z. B. auf Lebensmitteln, feuchten Wänden, Fußböden und Decken) erkennen, besonders in feuchter Umgebung. Auch an den Außenwänden kommen Schimmelpilze vor. In alten Häusern stecken sie hinter Holzvertäfelungen, im Badezimmer, in vermoderten Pflanzen, Bäumen und Blumenerde. Ideale Lebensbedingungen finden sie auch in feuchten Kellern, Stallungen und Komposthaufen. Dieser sollte daher nicht zu nahe an den Fenstern Ihres Hauses stehen.

Sporenflugzeit von Schimmelpilzen

Schimmelpilz	Sporenmenge deutlich erhöht	Sporenmenge mittelgradig erhöht
Alternaria	(7–8)	(6)
Aspergillus	(11–2)	(3–10)
Botrytis	(5–8)	(9–4)
Cladosporium	(6–8)	(5+9)
Fusarium	(6–10)	(11–5)
Mucor	(6–11)	(12–5)
Penicillium	(10–2)	(3–9)

Januar (1) bis Dezember (12)

Die im Haushalt vorkommenden Schimmelpilze sind überwiegend im Frühjahr und Herbst, die in der Natur vorkommenden von Juni bis September anzutreffen. Besonders in gut isolierten Wohnungen und Häusern mit Doppelverglasung ist der Luftaustausch vermindert und die relative Luftfeuchtigkeit ist oft zu hoch. Bei mangelhaftem Lüften bietet dies den idealen Nährbo-

TIPP

Was Sie gegen Schimmelpilze tun können

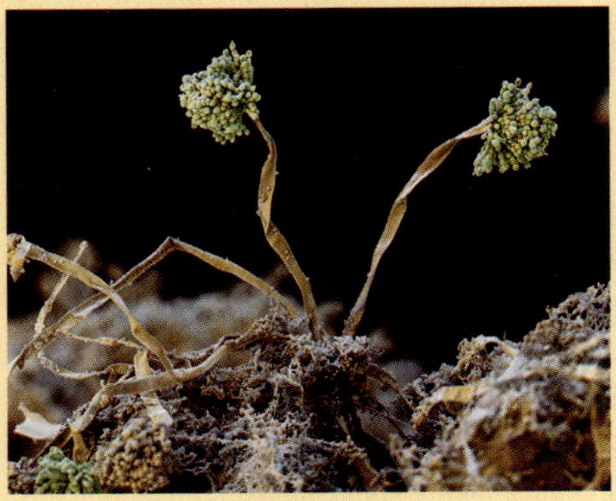

- Heizen Sie alle Zimmer, insbesondere in den Wintermonaten.
- Lüften Sie etwa dreimal täglich für 15 Minuten alle Zimmer, indem Sie die Fenster weit öffnen. Diese Stoßlüftung erhöht im Gegensatz zu lange gekippten Fenstern nicht die Heizkosten.
- Vermeiden Sie jegliche zusätzliche Luftbefeuchtung. Trocknen Sie keine Wäsche im Wohnbereich.
- Verzichten Sie auf Hydrokulturen und Zimmerpflanzen in Ihrer Wohnung, insbesondere in Ihrem Schlafzimmer. Sie bieten ideale Nährbedingungen für Schimmelpilze.
- Langfristig erzielen Sie durch Austrocknen jeglicher von Schimmelpilzen befallenen Stellen in den Wohnräumen und Kellern den besten Schutz vor neuerlichem Befall.

den für das Wachstum von Schimmelpilzen. In weniger gut isolierten Wohnungen kann es zur Entstehung von feuchten Ecken und Nischen durch Kondenswasserbildung kommen. Auch diese Stellen bieten Schimmelpilzen gute Wachstumsbedingungen.

Nahrungsmittelallergie

Eine Nahrungsmittelallergie führt selten zu einer entzündlich-allergischen Reaktion der Bronchien im Sinne eines Asthmas. Primäres Zielorgan sind Mund, Rachen und Darmschleimhaut mit z. B. Schwellung der Lippen, Gaumenjucken, Kratzen im Hals sowie Übelkeit, Durchfall, Blähungen, Erbrechen und Bauchschmerzen. Manchmal kommt es auch zu Nesselfieber, Hautausschlag, Augenjucken, Schwellung der Augenlider, Migräne, Kopf- und Gelenkschmerzen. Vor allem wenn Sie an einer Pollenallergie leiden, sollten Sie daran denken, dass zusätzlich eine Nahrungsmittelallergie vorliegen könnte.

Wie erkennt man eine Nahrungsmittelallergie?

In den meisten Fällen können Sie eine Nahrungsmittelallergie leicht erkennen. Die Beschwerden treten grundsätzlich dann auf, wenn Sie bestimmte Nahrungsmittel verzehrt haben.

Um die Nahrungsmittel genau zu identifizieren, können Sie eine so genannte Suchdiät durchführen. Sie essen dabei eine Kost, bei der entweder die verdächtigen Stoffe nacheinander weggelassen werden (Eliminationsdiät), oder eine Diät, bei der täglich neue Lebensmittelgruppen nach vorhergehender allergenarmer Diät hinzugefügt werden (Additionsdiät). Sie essen z.B. über einen Zeitraum von 3 Tagen nur ganz wenige Nahrungsmittel (z.B. Reis und Mineralwasser) und fügen dann einzelne Nahrungsmittelgruppen nacheinander hinzu. Auch eine Provokationsdiät ist manchmal sinnvoll: Dabei werden verdächtige Stoffe einzeln gegessen, wofür ein Beobachtungszeitraum von 72 Stunden notwendig ist.

INFO

Welche Nahrungsmittel sind besonders allergen?

- Häufige Auslöser einer Nahrungsmittelallergie sind bestimmte Obstsorten, Getreidemehle, Milch- und Fischeiweiß.
- Im Säuglings- und Kindesalter sind Allergien gegen Milcheiweiße (insbesondere Beta-Lactoglobulin und Casein), gegen Ei, Fisch, eventuell Sojaproteine und Hülsenfrüchte häufiger als im Erwachsenenalter.

Der Hautallergietest liefert nicht immer zuverlässige Ergebnisse bezüglich einer Nahrungsmittelallergie. Der Test kann falsch positiv oder falsch negativ (siehe S. 40) sein. Die Diagnosestellung lässt sich allerdings durch den RAST-Test verbessern, bei dem Antikörper (spezifisches IgE) im Blut auf die verdächtigen Nahrungsmittel untersucht werden (siehe S. 42).

Unverträglichkeit von Zusatzstoffen in Lebensmitteln

Auch Konservierungsstoffe und Farbstoffe in Lebensmitteln können allergische oder der Allergie ähnliche Reaktionen hervorrufen. Man spricht dann von einer Pseudoallergie (siehe S. 59), wenn die Unverträglichkeitsreaktion nur scheinbar auf einer Allergie beruht. Hier versucht man zunächst, durch eine Diät, die frei von Zusatzstoffen ist, die Ursache der Unverträglichkeit herauszufinden – eine Detektivarbeit, die leider nicht immer erfolgreich ist.

Die häufigsten Auslöser einer Pseudoallergie sind biogene Amine, Zusatzstoffe (Disulfite, Benzoesäure, Sorbinsäure etc.) und Acetylsalicylsäure, dem Wirkstoff von Aspirin.

Sulfit-Asthma: Ein typisches Beispiel für eine Pseudoallergie auf Zusatzstoffe sind die Reaktionen auf die Schwefelverbindungen (Sulfite mit Entwicklung eines Sulfit-Asthmas), z.B. in Wein, Zitronenlimonade, Fertiggerichten und Obstkonserven. Sulfite werden zur Konservierung von Lebensmitteln (z.B. Krabben und getrockneten Früchten) verwendet. Sulfit-Asthma wird bei weniger als 5 % der Asthmatiker beobachtet. Betroffen sind typischerweise Patienten mit nicht allergischem (endogenem) Asthma.

Acetylsalicylsäure: Der Wirkstoff von Aspirin – Acetylsalicylsäure – ist auch ein natürlicher Inhaltsstoff einiger Nahrungsmittel. Folgende Obstsorten enthalten sehr viel Acetylsalicylsäure: Sultanine, Rosine, Himbeere, Johannisbeere (rot, schwarz), Dattel (getrocknet), Blaubeere, Aprikose, Preiselbeere, Brombeere.

Atemübungen und -gymnastik

Auf den folgenden Seiten lernen Sie Körperstellungen kennen, die Ihnen das Atmen erleichtern. Auch verschiedene Atemübungen helfen Ihnen weiter. Einige typische atemgymnastische Übungen verbessern die Atmung durch eine Stärkung der Atemmuskulatur. Sie können Ihnen gegen erhöhte Widerstände in den Bronchien helfen, ersetzen jedoch nicht die medikamentöse Therapie.

Atemübungen bei Asthmabeschwerden

Bei starken Asthmabeschwerden entstehen Angstgefühle. Die Folge ist eine Erhöhung der Atemfrequenz (Hecheln). Die Atemmuskeln werden verstärkt eingesetzt. Der Atemwegswiderstand steigt, die Atemnot nimmt zu. Die folgenden Atemübungen helfen Ihnen, diesen Teufelskreis zu durchbrechen. Das Ziel ist eine ruhige, tiefe Bauchatmung, um das Bronchialsystem zu stabilisieren.

Aufrechter Sitz (Kontaktatmung, Übung zur Wahrnehmung der Atmung)

- Setzen Sie sich aufrecht auf einen Stuhl.
- Schließen Sie die Augen.
- Legen Sie die Hände locker auf Ihren Bauch.
- Erfühlen Sie nun die Atembewegungen des Bauches mit den Händen.

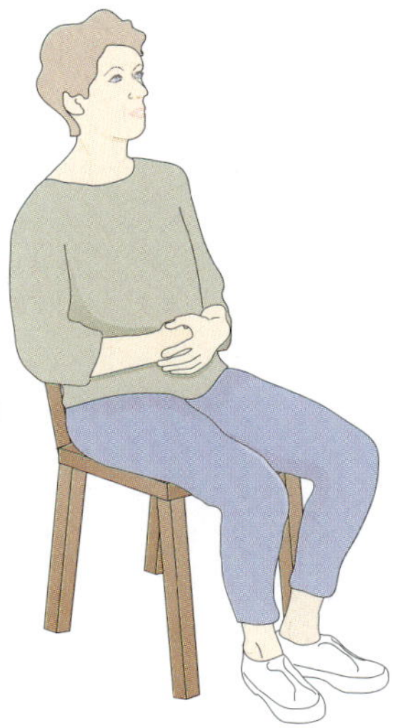

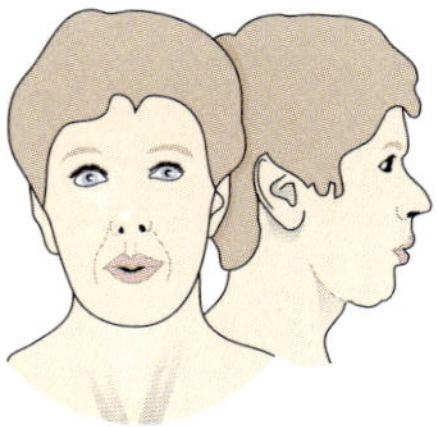

Ausatmen mit Lippenbremse

Mit dieser Technik verhindern Sie das Zusammenfallen der verengten Atemwege. Der Atemwiderstand wird herabgesetzt und die Ausatmung erleichtert. Diese Übung ist besonders bei zusätzlichem Lungenemphysem zu empfehlen.

- Atmen Sie durch die Nase ein.
- Atmen Sie anschließend durch die locker aufeinanderliegenden Lippen aus.
- Die Wangen blähen sich leicht auf. Nicht pressen!

Körperstellungen, die das Atmen erleichtern

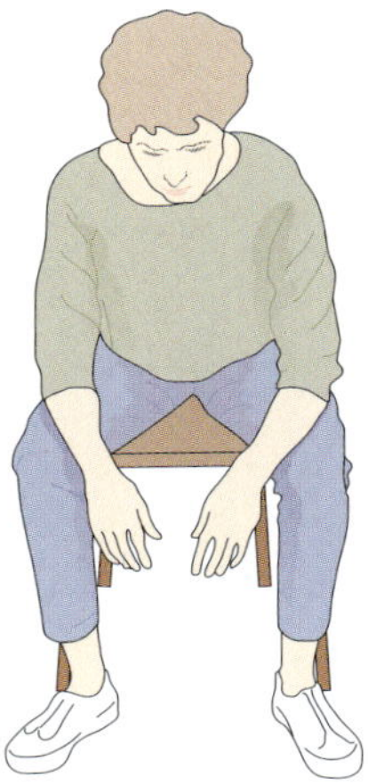

Seitenlage (Bett, Liege, Couch)

- Der Körper ruht auf einer mäßig erhöhten Unterlage (z. B. Kissen, verstellbares Kopfteil des Bettes etc.)
- Wählen Sie eine bequeme Lage für Arme und Beine

Kutschersitz

- Setzen Sie sich auf den vorderen Teil der Sitzfläche eines Stuhls oder auf die Bettkante.
- Stützen Sie die Unterarme auf die etwas gespreizten Oberschenkel.

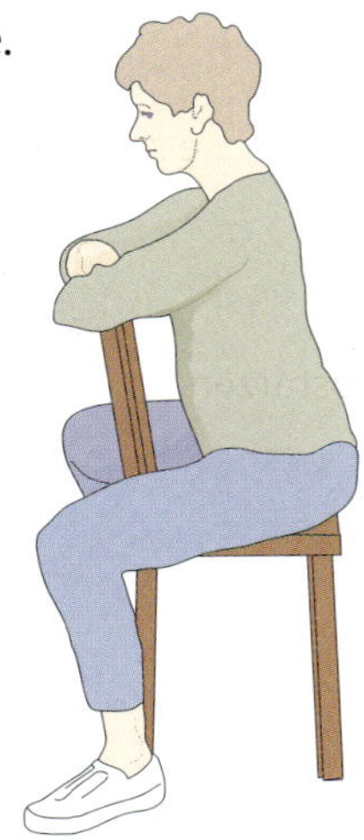

Reitsitz

- Setzen Sie sich rittlings auf einen Stuhl.
- Halten Sie den Rücken möglichst gerade.
- Stützen Sie die Unterarme auf der Rückenlehne ab.

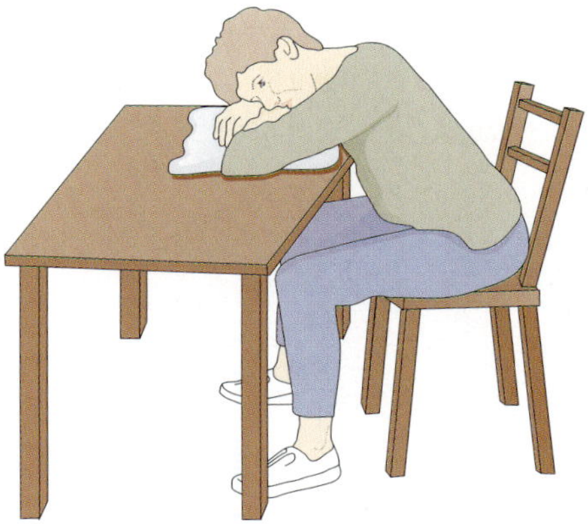

Entspannter Sitz am Tisch

- Setzen Sie sich an einen Tisch.
- Betten Sie Ihren Kopf auf ein auf dem Tisch liegendes Kopfkissen.
- Winkeln Sie die Arme an.
- Halten Sie den Rücken gerade, das Körpergewicht wird von Armen und Schultern getragen.

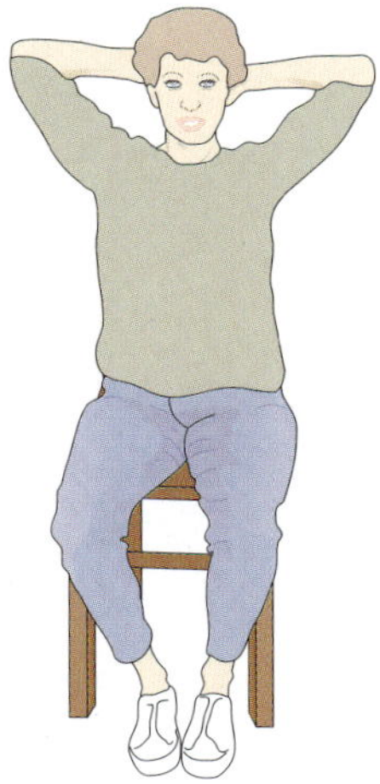

Strecksitz

- Setzen Sie sich mit aufgerichtetem Oberkörper »gestreckt« auf einen Stuhl.
- Falten Sie die Hände im Nacken.

Gebeugter Stand – »Torwartstellung«

- Stellen Sie sich hin.
- Legen Sie Ihre Hände kurz über den Knien auf die Oberschenkel.
- Die Finger können Sie nach innen abstützen.

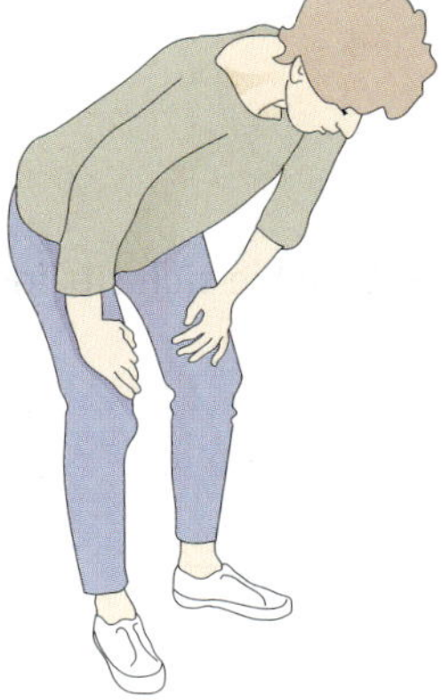

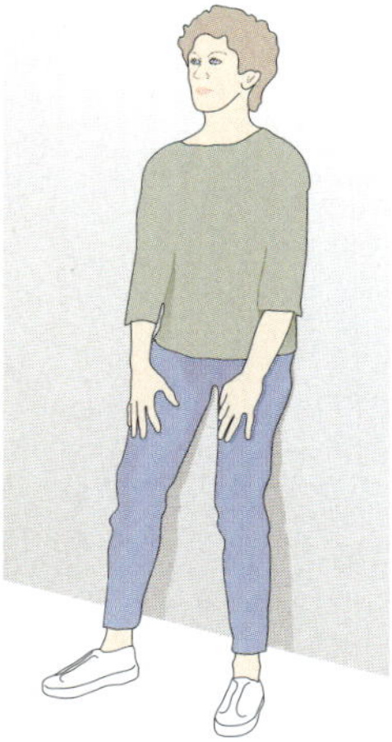

Abstützen im Stehen (an einer Wand, einem Baum etc.)

- Lehnen Sie sich locker an eine Wand und stützen Sie Ihre Hände ab.
- Atmen Sie ein und halten Sie die Luft kurz an.

Diese Haltung führt nach starker körperlicher Belastung, vor allem in Verbindung mit der Lippenbremse, zu einer raschen Besserung der Atembeschwerden.

Rückenlage

- Sie liegen bequem in Rückenlage, die Hände flach auf dem Bauch.
- Mit geschlossenen Augen konzentrieren Sie sich auf die Atembewegungen des Bauches und atmen in den Bauch hinein.

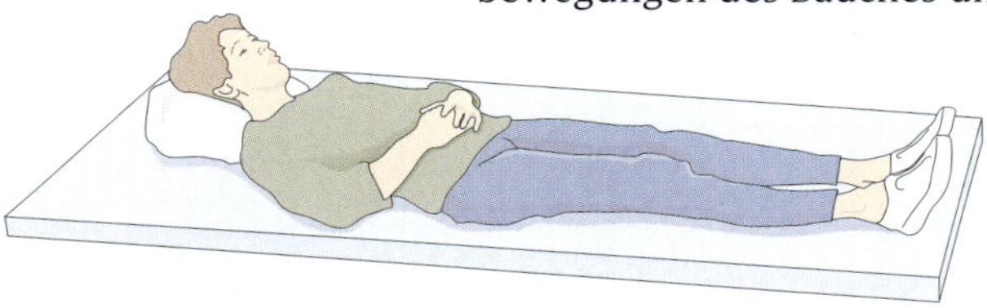

Dreh-Dehn-Lage

- Sie legen sich auf eine Seite und winkeln das obere Bein leicht an.
- Der obere Arm liegt hinter dem Kopf.
- Drehen Sie jetzt langsam den Oberkörper so weit wie möglich nach hinten, ohne die Position der Beine zu verändern.

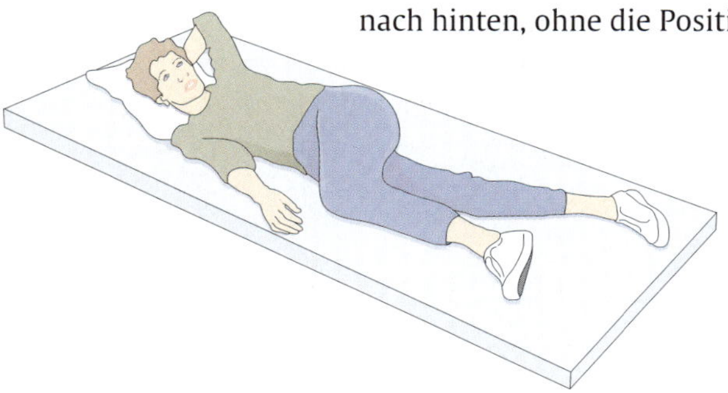

- Verharren Sie einige Sekunden in dieser Lage und atmen Sie in den Bauch hinein.
- Anschließend die Übung auf der anderen Seite wiederholen.

Übung zur Erweiterung der Atemwege

- Atmen Sie betont langsam und tief ein.
- Halten Sie anschließend die Luft für einige Sekunden an.

Diese Technik dient der Erweiterung der Atemwege. Zusätzlich wird der Atemnot entgegengewirkt, da es durch die Dehnung der elastischen Atemwege beim anschließenden Ausatmen zu einem »Zurückschnellen« der Bronchien kommt. So wird der sonst passiv ablaufende Vorgang der Ausatmung verstärkt.

Atemübungen beim Hustenanfall

Atmen Sie bewusst langsam und tief, so lange, bis Sie den Schleim im Bereich des Kehlkopfes spüren. Husten Sie ihn dann mit möglichst nur 1–2 Hustenstößen ab.

Um zu verhindern, dass sich die Bronchien während eines Hustenstoßes zu stark verengen, husten Sie mit geschlossenen Lippen oder gegen den Widerstand Ihrer Hand, die Sie direkt vor den Mund halten.

Bei Reizhusten ist es hilfreich, etwas Speichel zu schlucken oder die Luft kurzzeitig anzuhalten, um dann oberflächlich weiter zu atmen. Bei starkem Reizhusten können Sie auch mit geschlossenen Lippen bzw. gegen Ihre vorgehaltene Hand husten.

Atemgymnastik

Die folgenden Übungen kräftigen Ihre Atemmuskulatur.

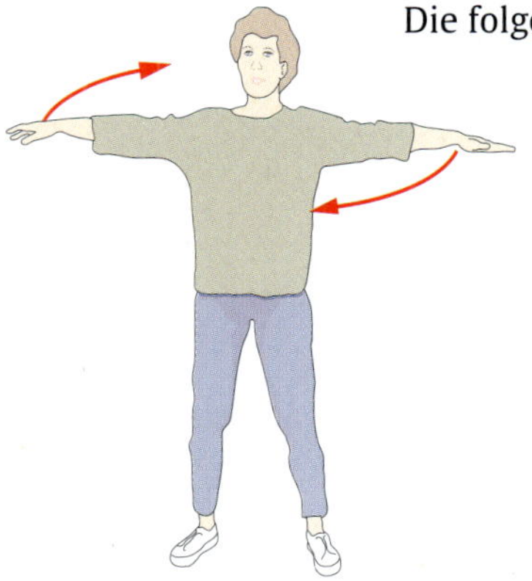

Drehen des Oberkörpers

- Stellen Sie sich mit gegrätschten Beinen hin.
- Strecken Sie Ihre Arme in Schulterhöhe locker zur Seite.
- Nun drehen Sie den Oberkörper erst nach rechts, dann nach links; den Kopf dabei nach vorn richten.
- Atmen Sie ruhig und langsam, gegebenenfalls mit der Lippenbremse.

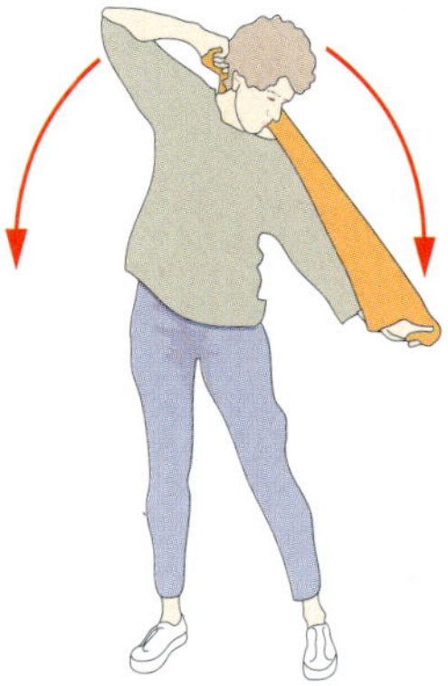

Rückenübung (Frottierübung)

Diese Übung hilft Ihnen, zähen Schleim besser abzuatmen.

- Frottieren Sie mit dem Handtuch Ihren Rücken, wichtig sind zwei Geschwindigkeiten.
- Arbeiten Sie zunächst schnell mehrmals beidseitig.
- Anschließend langsam mit bewusst langsamer Ausatmung.
- Führen Sie diese Übung atemsynchron aus: beim Hochziehen der Arme einatmen, beim Herabziehen ausatmen.

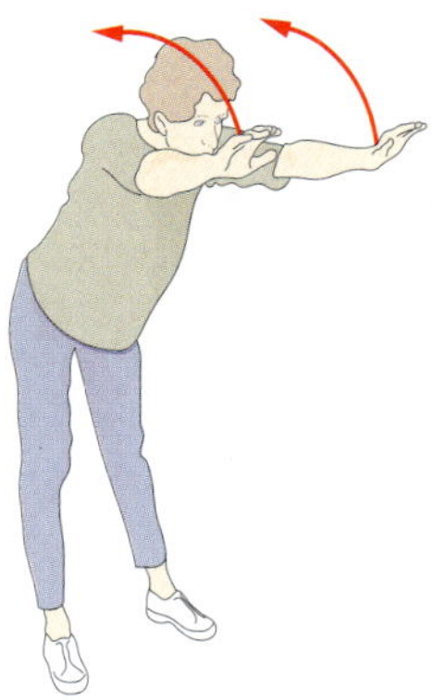

Seitbeugen

- Stellen Sie sich mit gegrätschten Beinen hin.
- Beugen Sie den Oberkörper nach vorn, indem Sie in der Hüfte abknicken.
- Strecken Sie die Arme über den Kopf.
- Richten Sie sich wieder auf und beugen Sie sich erneut nach vorn, so weit wie möglich.
- Wiederholen Sie diese Übung einige Male.

Was hilft noch?

Neben dem Meiden Ihrer Asthmaauslöser und den eben beschriebenen Übungen gibt es noch weitere Selbsthilfemaßnahmen, die antiasthmatisch wirken und zugleich Ihr Wohlbefinden erhöhen.

Mit Yoga kontra Asthmabeschwerden

Als begleitende Maßnahme sind Hatha- und insbesondere Kundalini-Yoga bei Asthma anzuraten. Im Rahmen einer Atemtherapie und eines Atemmuskeltrainings verbessern sie die Funktion des großen »Atemmuskels« Zwerchfell sowie der Atemhilfsmuskeln und trainieren die Koordination der Atmung. Darüber hinaus fördern diese Übungen das Herz-Kreislauf-System, die gesamte Körperhaltung und vermitteln dabei innere Ruhe und Ausgeglichenheit. Wissenschaftliche Studien erbrachten den Beweis: Eine begleitende Yoga-Therapie beeinflusst den Verlauf von Asthma günstig.

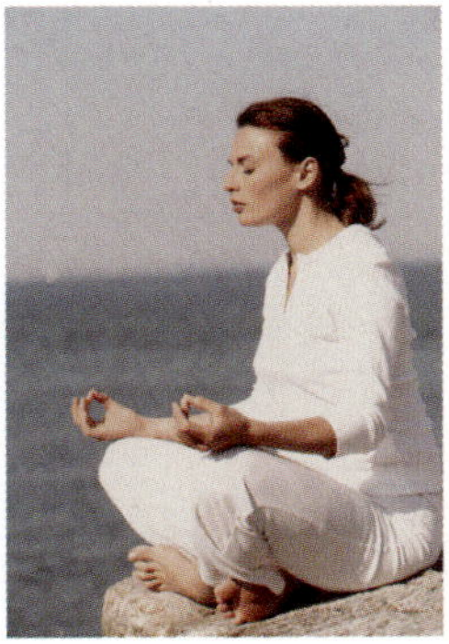

▲ Kundalini- und Hatha-Yoga sind bei Asthma als begleitende Therapie sehr geeignet. Um die Übungen zu erlernen, sollten Sie einen qualifizierten Kurs besuchen. Informieren Sie sich beispielsweise bei Ihrer örtlichen Volkshochschule.

Yoga beruht auf einer jahrtausendealten indischen Philosophie und Wissenschaft. Sie geht davon aus, dass der Mensch zwei Pole hat, die als Shiva (Bewusstsein) und Shakti (Schöpfungskraft, Natur, Gefühl) bezeichnet werden. Yoga heißt übersetzt so viel wie »verbinden« bzw. »sich mit seinem höheren Selbst verbinden«. Die Dualität der beiden Pole soll aufgehoben und so Körper, Geist und Seele miteinander vereint werden.

Im Lauf der Zeit entwickelten sich in Indien verschiedene Formen wie Bhakti-, Karma-, Raja- und Hatha-Yoga.

Hatha-Yoga: Hatha-Yoga beruht auf meditativen Übungen sowie langsamen Körperbewegungen (Asanas) und Atemübungen im

Wechsel, um seelische und körperliche Entspannung und (als Endziel) Erleuchtung zu erlangen.

Kundalini-Yoga: Kundalini-Yoga leitet sich von Kundalini – der »Schöpfungskraft des Bewusstseins« – ab, die beide Pole in sich vereint. Wesentlicher Bestandteil sind Atemübungen sowohl mit dem Zwerchfell als auch mit der Atemhilfsmuskulatur.

Das Immunsystem stärken

Wichtig
Die vorschriftsmäßige, kontinuierliche Anwendung Ihrer antientzündlichen inhalativen Asthmatherapie fördert eine intakte Schleimhaut und hat somit eine zentrale Funktion in Ihrer Infektabwehr.

Da sich das Asthma bei akuten und insbesondere bei viralen Infekten der Atemwege häufig verschlechtert, ist der Wunsch nach Stärkung der Körperabwehr verständlich. Leider sind diesen Bemühungen heute noch Grenzen gesetzt. Zur Vorbeugung gehört eine gesunde, überwiegend vegetarische, fleischarme, jedoch fischreiche Ernährung. Die Einnahme von Vitaminen sowie Spurenelementen und Mineralien kann bei unzureichender Zufuhr durch die Nahrung unterstützend wirken. Sorgen Sie außerdem für genügend Bewegung und regelmäßiges körperliches Training.

Für die Wintermonate empfiehlt sich eine Grippeschutzimpfung, die im Herbst erfolgen sollte. Möglicherweise ist auch eine Impfung gegen Lungenentzündung mit Pneumokokken ratsam, insbesondere dann, wenn bei Ihnen schon häufiger Lungenentzündungen aufgetreten sind. Sprechen Sie mit Ihrem Arzt darüber.

Auch die Psyche ist wichtig für das Immunsystem. Lassen Sie sich nicht unnötig unter Druck setzen und vermeiden Sie bewusst jeglichen Stress. Er schwächt Ihr Immunsystem und kann Asthmasymptome verstärken. Bislang fehlen jedoch wissenschaftliche Beweise dafür, dass psychische Belastungen die Ursache von Asthma oder einer Allergie sein können.

Hilfe durch gezielte Ernährung

Es ist selbstverständlich, dass bei einer Nahrungsmittelallergie oder -unverträglichkeit (Pseudoallergie) die betreffenden Nahrungsmittel gemieden werden müssen. Ansonsten müssen Sie auf nichts verzichten.

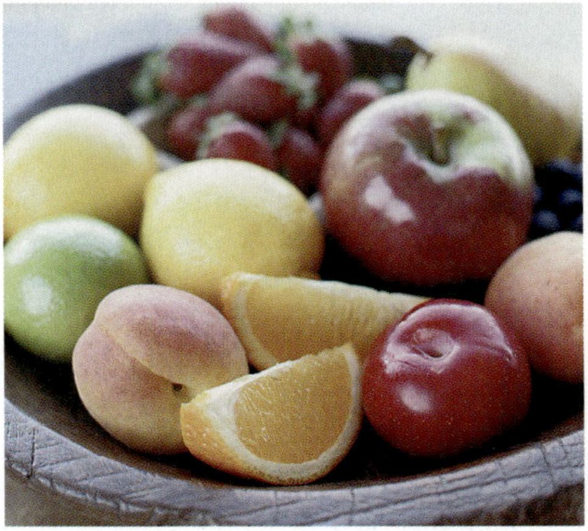

▲ Vitamin C sollten Sie sich in ausreichenden Mengen durch Obst und Gemüse gönnen, um die Infektabwehr zu stärken.

Generell empfiehlt sich – wie bei Nichtasthmatikern – eine ausgewogene, vitaminreiche, kalorienbewusste und fleischarme Ernährung. Auf drei Nährstoffe sollten Sie besonderen Wert legen:

Magnesium: Magnesium erfüllt vielfältige Aufgaben, etwa bei der Muskelarbeit und der Informationsübertragung von Nerven auf Muskeln. Ferner werden über 300 Steuerungssubstanzen (Enzyme) durch Magnesium aktiviert. Vermutet werden Hilfsfunktionen für Knochenaufbau und Infektabwehr. So sprechen wissenschaftliche Untersuchungen dafür, dass eine zu geringe Aufnahme von Magnesium und Selen die Allergiebereitschaft verstärken kann. Ein Magnesiumüberschuss ist bei Gesunden nicht zu befürchten. Lediglich bei Nierenerkrankungen oder Schilddrüsenüberfunktion kann es zu einer übermäßigen Erhöhung der Magnesiumwerte im Blut kommen. Sport und starkes Schwitzen lassen den Bedarf an Magnesium steigen.

Selen: Selen ist ein Spurenelement, ein lebenswichtiger Stoff, der nur in sehr geringer Menge benötigt wird. Es ist Bestandteil eines Enzyms, das unseren Körper vor zellschädigenden Sauerstoffprodukten (Radikalen) schützt. Durch die Verarbeitung von Lebensmitteln kann der Selengehalt reduziert werden. Andererseits ist bei Zufuhr von reinem Selen eine Vergiftung möglich, sodass auch hier der Grundsatz einer ausgewogenen obst- und gemüsereichen Ernährung gilt.

Zink: Untersuchungen lassen vermuten, dass die kurzzeitige Einnahme von Zink die Dauer von Erkältungskrankheiten verkürzt und die Beschwerden lindert. Insbesondere ältere Menschen leiden häufiger an Zinkmangel. Hinsichtlich der Nebenwirkungen und damit der Sicherheit dieser Therapie liegen bisher noch wenige Informationen vor.

Zur Ruhe finden

▼ Ruhe und Entspannung sollten in Ihrem Alltag nicht zu kurz kommen.

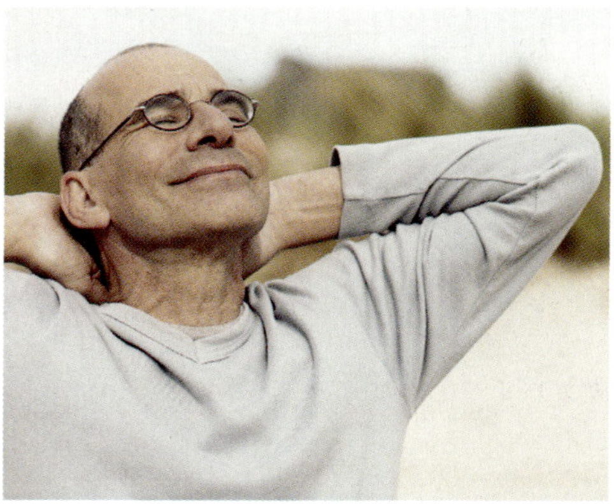

Auch wenn Asthma bronchiale nicht durch psychische Erkrankungen verursacht wird, besteht kein Zweifel daran, dass seelische Belastungen, Stimmungsschwankungen und Stress den Verlauf erheblich verschlechtern können. Ausgeglichenheit und Entspannung dagegen verbessern die Asthmaprognose; ein ruhiger und fröhlicher Mensch wird weniger Mühe haben, sein Asthma zu kontrollieren.

Als Asthmatiker sollten Sie aktiv darauf hinwirken, innere Ruhe und Ausgeglichenheit zu finden. Dazu dienen regelmäßige Atem- und Entspannungsübungen ebenso wie regelmäßige sportliche Betätigung. Eine halbe Stunde Yoga nach dem Aufstehen und vor dem Schlafengehen kann zur Harmonisierung Ihres Seelenlebens beitragen. Genügend Schlaf, der Verzicht auf Alkohol und Zigarettenrauch (auch passiv) und gesunde, überwiegend vegetarische Ernährung helfen nicht nur dem Körper, sondern verbessern auch Ihr seelisches Befinden. Sehr gut geeignet ist auch die progressive Muskelentspannung nach Jacobson sowie autogenes Training.

Wichtig

Bei sehr starken psychischen Belastungen oder bei extremen Verstimmungen sollten Sie – in Rücksprache mit Ihrem Hausarzt – eine begleitende Psychotherapie erwägen.

Vergessen Sie nicht, sich auch in Ihrer Freizeit Ruheräume zu schaffen. Versuchen Sie, dem Fernsehen zu entfliehen. Lesen Sie vor dem Schlafengehen ein gutes Buch oder hören Sie Musik, die

Sie entspannt. Bremsen Sie unnötige Aktivitäten und überprüfen Sie Ihre Tagesplanung, indem Sie Prioritäten setzen.

Asthmaschulungen

Asthmaschulungen sind sehr hilfreich, weil Sie Ihre Kenntnisse bezüglich Asthmabehandlung und -kontrolle vertiefen. Schulungen werden bei Ihrem Hausarzt oder Lungenfacharzt sowie häufig auch im Rahmen von Kur- bzw. Rehabilitationsbehandlungen in der Klinik durchgeführt.

INFO

Was lernt man bei einer Asthmaschulung?

Folgende Inhalte werden bei Asthmaschulungen vermittelt:

- Aufbau und Funktion der Lunge
- Aufklärung über Krankheitsmechanismen und Auslöser
- Körperselbstwahrnehmung
- Verhaltenstraining, Asthmasport und Atemübungen
- gezielte Anwendung von Medikamenten
- Nebenwirkungen bestimmter Medikamente
- Unterscheidung zwischen Dauer- und Bedarfsmedikation
- Erkennen einer Asthmaverschlechterung und ihrer Auslöser
- Peak-Flow-Messung, Dokumentation von Symptomen und Medikamentenverbrauch (Asthma-Tagebuch)
- sicheres Vorgehen im Notfall
- Bronchialinfekt erkennen
- Selbsthilfemaßnahmen und Selbstmedikation
- vorbeugende Maßnahmen
- Umgang mit emotionalen Auswirkungen

Übergewicht vermeiden

Wissenschaftliche Untersuchungen belegen, dass Übergewicht nicht nur ein Risikofaktor für die Asthmaentwicklung ist, sondern auch die Asthmakontrolle verschlechtert. Eine Gewichtsreduzierung durch diätetische Maßnahmen ist bei Übergewicht daher unbedingt anzustreben.

Leben mit Asthma

Asthma ist gewöhnlich eine chronische Erkrankung, die einer Dauerbehandlung bedarf. Sofern die Medikamente in ausreichender Menge regelmäßig eingenommen und Asthmaauslöser gemieden werden, treten die Asthmabeschwerden nur selten oder gar nicht mehr auf. Es lässt sich sozusagen komfortabel mit der Erkrankung leben. Einschränkungen der täglichen Aktivitäten oder der allgemeinen Lebensqualität sind bei der Einhaltung vorbeugender Maßnahmen in der Regel nicht zu erwarten.

▼ Radfahren ist auch für Allergiker gesund – natürlich nur, solange keine Pollen durch die Luft fliegen, gegen die Sie allergisch sind.

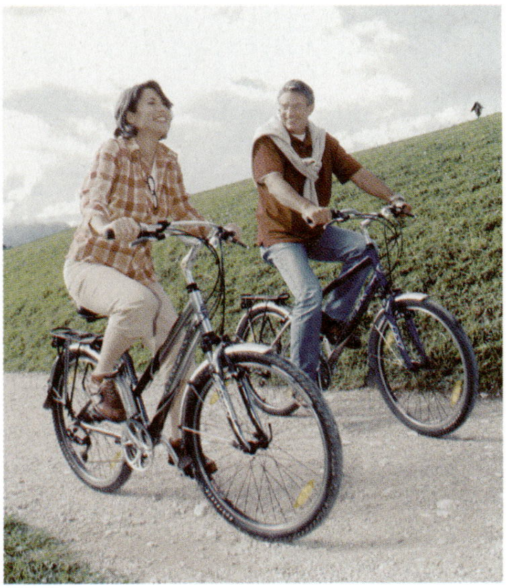

Asthma und Sport – verträgt sich das?

Regelmäßige sportliche Betätigung verbessert die Leistungsfähigkeit und Belastbarkeit in allen Lebensbereichen und stärkt das Vertrauen in den eigenen Körper. Auch dies ist ein Weg, Angst und Unsicherheit im Zusammenhang mit der Asthmaerkrankung abzubauen.

Deshalb ist sportliche Betätigung für Asthmatiker grundsätzlich empfehlenswert, solange eine stabile medikamentöse Einstellung gewährleistet ist. Der Sport sollte jedoch keine zu starke Reizung des Bronchialsystems auslösen. Schonend für die Bronchien sind alle Gymnastikformen, Schwimmen in warmem Wasser sowie leichtes Jogging und Radfahren. Achten Sie unbedingt darauf, dass Sie keine Allergene (z.B. beim Joggen durch Felder), Staub, Ozon, Autoabgase sowie starke Chlorgerüche einatmen. Auch stark gechlortes

Wasser im Schwimmbad kann erhebliche Asthmabeschwerden auslösen. Wählen Sie Ihre Umgebung, in der Sie Sport treiben, sorgfältig aus. Achten Sie insbesondere auf die Temperatur und Luftfeuchtigkeit. Eine kalte, trockene, staubige Halle ist ebenso ungünstig wie eine feuchtwarme, schwüle oder rauchige Umgebung.

Ratsam ist auch die Teilnahme in Asthma- oder Lungensportgruppen, die von einigen Krankenkassen und niedergelassenen Ärzten in Zusammenarbeit mit Sportvereinen angeboten werden. Hier findet sportliches Training unter ärztlicher Betreuung und qualifizierter Anleitung statt.

Wichtig

Die Atmung soll bei allen sportlichen Übungen harmonisch in den Ablauf einbezogen werden. Achten Sie dabei insbesondere auf eine möglichst ruhige Zwerchfellatmung.

INFO

Warum sind manche Medikamente bei Leistungssportlern verboten?

Auf der Verbotsliste des Internationalen Olympischen Komitees (IOC) stehen auch einige Asthmamedikamente.

Sowohl die antientzündlich wirksamen Corticoide als auch Beta-2-Mimetika fördern, sobald sie ins Körpersystem aufgenommen werden, den Stoffwechsel. Sie sind den anabolen Substanzen zugeordnet und werden daher als Dopingmittel aufgefasst. Systemische Corticoide, also Cortisontabletten, -injektionen oder -zäpfchen, sind grundsätzlich verboten. Bei den inhalativen Medikamenten ist der Gebrauch in den meisten Fällen anzeigepflichtig. Dies gilt u. a. sowohl für alle inhalativen Steroide als auch für die Beta-2-Mimetika.

Liegt bei einem Leistungssportler Asthma vor, muss er eine medizinische Ausnahmegenehmigung beantragen. Damit kann er dann inhalierbare Corticoide und Terbutalin, Salbutamol, Formoterol und Salmeterol inhalativ verwenden. Die Verwendung der anderen Beta-2-Mimetika einschließlich Bambuterol, Clenbuterol, Fenoterol, Orciprenalin und Reproterol ist in jeder Form verboten. Andere Wirkstoffe wie Cromoglicinsäure, Ketotifen und Leukotrien-Antagonisten wie Montelukast sind ohne Einschränkungen zugelassen. Nähere Informationen erhalten Sie unter www.nada-bonn.de

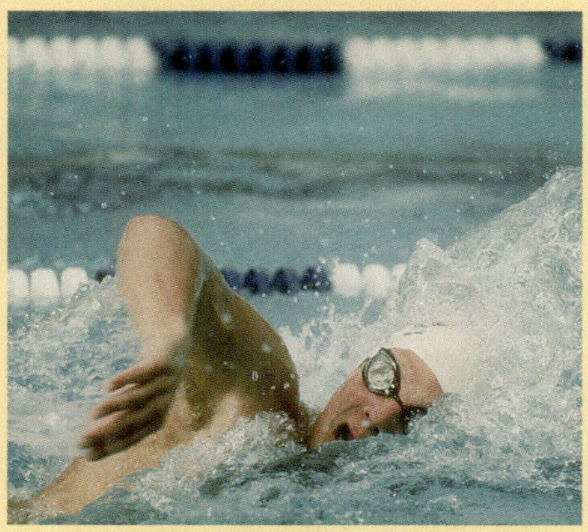

Vor dem Sport sollten Sie sich langsam für 10–15 Minuten aufwärmen. Bei Anstrengungsasthma ist die Einnahme eines sofort wirksamen Beta-2-Mimetikums (kurz oder lang wirksam, z. B. Sultanol oder Oxis) ca. 30 Minuten vor dem Sport sinnvoll. Ein entsprechendes Präparat sollten Sie grundsätzlich als Notfallmedikament griffbereit haben. Muten Sie sich keine stärkeren Belastungen zu, wenn Sie übermüdet sind. Vorsicht ist auch bei Wettkampfsportarten anzuraten, bei denen man die eigene Leistungsgrenze erreicht oder möglicherweise überschreitet. Sofern bei Ihnen unter medikamentöser Therapie auch bei starker körperlicher Belastung keinerlei Asthmabeschwerden auftreten, ist auch Leistungssport möglich. So litten nach einer Untersuchung 20 % der Teilnehmer der Olympischen Spiele im Jahr 2005 an Asthma. Zu den Leistungssportlern mit Asthma gehören z. B. der Fußballspieler Mario Basler und die Schwimmerin Sandra Völker und der mehrfache Goldmedaillengewinner Mark Spitz.

Asthma und Schulsport

Bewegung und Sport sind ein wichtiger Baustein für die geistige und körperliche Entwicklung von Kindern. Aufgrund der Häufigkeit des Asthmas bei Kindern ist davon auszugehen, dass in jeder Klasse je nach Größe 2–5 Kinder mit Asthma betreut werden. Leider kommt es immer noch häufig vor, dass Kinder mit Asthma wegen ihrer Erkrankung vom Schulsport befreit werden. So hat eine aktuelle Umfrage an Hamburger Schulen gezeigt, dass ca. ein Drittel der Kinder mit Asthma gar nicht oder nicht regelmäßig am Schulsport teilnehmen.

▼ Bewegung und Sport sind wichtig – auch für asthmakranke Kinder.

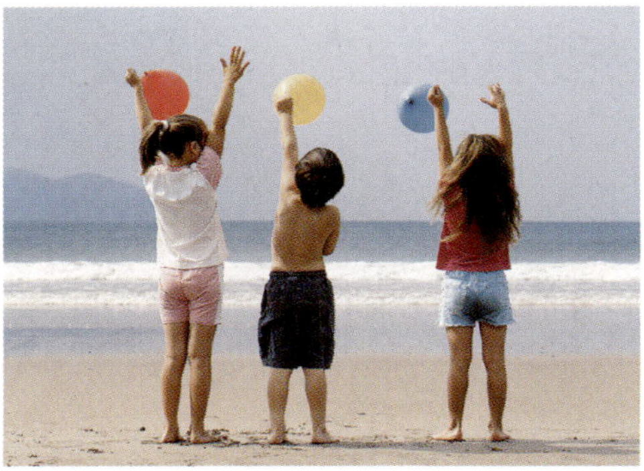

Angesichts moderner Medikamente und international vereinbarter Stufenpläne zu einer strukturierten Behandlung auch beim kindlichen Asthma können mehr als 90 % der Kinder mit Asthma in den Schulsport integriert werden. Neben der regelmäßigen Teilnahme am Schulsport sollten asthmakranke Kinder auch an außerschulischen Veranstaltungen wie z. B. Klassenfahrten teilnehmen. Die Lehrer spielen eine besondere Rolle bei der Integration dieser chronisch kranken Kinder. Gemeinsam mit den Eltern und dem betreuenden Hausarzt oder Lungenfacharzt sind Konzepte zu entwickeln, Kinder mit Asthma an den genannten Aktivitäten regelmäßig teilnehmen zu lassen.

»Gleiche Chancen!? Asthma in der Schule«: Die Deutsche Atemwegsliga hat daher eine Initiative mit dem Titel »Gleiche Chancen!? Asthma in der Schule« ins Leben gerufen, die in Kooperation mit den Behörden und Verbänden der Lehrer das Ziel verfolgt, die Situation von Kindern mit Asthma in der Schule zu verbessern. Fragen Sie in Ihrer Schule nach dieser Initiative und unterstützen Sie dieses Projekt.

Asthma und Berufswahl

Bei Vorliegen von Asthma sollte immer hinterfragt werden, ob der gewünschte oder angestrebte Beruf die bestehende Erkrankung fördern könnte. Mit überempfindlichen Bronchien sollten Sie einen Beruf, der mit einer verstärkten inhalativen Schadstoffbelastung (z. B. Maurer, Friseuse) verbunden ist, meiden. Auch Berufe, die gleichzeitig starke körperliche Arbeit verlangen (z. B. Arbeiter der Stadtreinigung, Möbelpacker), sind für die Krankheitsentwicklung ungünstig. Übermäßige psychische Belastungen z. B. durch Beruf mit häufigen Nachtschichten (z. B. Pflegedienst auf Intensivstationen) gefährden die Stabilisierung der Asthmaerkrankung.

Mit Asthma reisen

Je nach Wahl Ihres Urlaubsorts können sich Asthmabeschwerden verstärken oder vermindern. Ein längerer Aufenthalt in Städten mit hoher Umweltschadstoffbelastung wie etwa Kairo oder Mexico-City steigert häufig die Reizung der Bronchialschleimhaut und somit Ihr Asthma. Saubere Luft in industriefreier und allergenarmer Umgebung führt gewöhnlich zu einer besseren Asthmakontrolle.

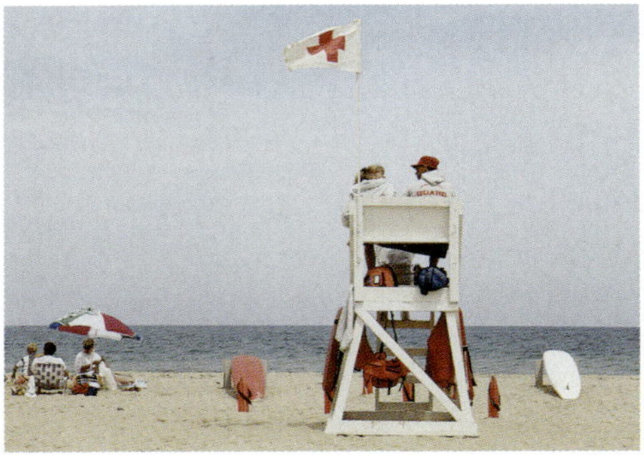

▲ Die saubere, pollenfreie Luft am Meer ist eine Erholung für Pollenallergiker.

Wenn Sie an einer Pollenallergie leiden, sollten nur pollenarme Urlaubsregionen Ihr Ziel sein, beispielsweise am Meer oder im Hochgebirge. Beachten Sie auch die jeweilige Pollenflugsaison vor Ort. Berge und Meer sind generell günstig bei Hausstaubmilbenallergien. (Oberhalb 1500 m haben Milben keine Überlebenschance.) Alte, feuchte Häuser (z. B. Bauernhäuser) sind nichts für Hausstaubmilbenallergiker. Wenn Sie vor allem bei nasskaltem Wetter Asthmabeschwerden haben, sollten Sie Gebiete mit mildem Klima bevorzugen.

Trinken Sie auf Langstreckenflügen reichlich Flüssigkeit. Bei Neigung zu trockenen Schleimhäuten durch Klimaanlagen sollten Sie eine Nasensalbe (z. B. Bepanthen) benutzen und möglichst durch die Nase atmen, um die Luft zu filtern. Auch ein Nasenspray mit Meersalzwasser kann zur Anfeuchtung der Nasenschleimhaut helfen.

Immer im Handgepäck: die Reiseapotheke

Die täglich benötigten Medikamente sollten Sie in ausreichender Menge in Ihrem Handgepäck dabei haben. Wenn bereits häufiger Asthma oder Asthmaanfälle aufgetreten sind, empfiehlt es sich, für den Notfall auch stärker wirksame Medikamente mitzunehmen. Grundsätzlich sind Medikamente der nächsthöheren Therapiestufe zu berücksichtigen (siehe S. 89). Cortisontabletten oder -zäpfchen, insbesondere für Kleinkinder, sind wichtiger Bestandteil einer Notfallapotheke und sollten immer dann auf Ihrer Liste stehen, wenn das Asthma sehr wechselhaft verläuft.

Notfall- und Reiseapotheke für Asthmatiker

CHECKLISTE

Dauermedikation in ausreichender Menge

Zur Asthma-Eigenkontrolle

- Peak-Flow-Meter, Peak-Flow-Tagebuch und Therapieplan
- Telefonnummer und Adresse des Hausarztes bzw. eines Arztes am Urlaubsort

Zur Therapie von Asthmaanfällen

- sofort wirksames bronchialerweiterndes Beta-2-Mimetikum, z. B. Aerodur, Sultanol und Basismedikament (inhalative Steroide)
- Cortisontabletten, z. B. Decortin (20 mg Tbl.), Prednison ratio (5 mg Tbl.)

Zur Therapie von allergischem Schnupfen

- Antihistaminika (Tabletten), z. B. Telfast, Zyrtec, Allergodil
- und/oder antiallergische Nasen-/Augentropfen, z. B. Allergodil-Nasentropfen/Vividrin-Augentropfen

Zur Therapie von bakteriellen Atemwegsinfekten

- Antibiotika (Tabletten) bei erhöhter Infektanfälligkeit und Infektasthma, Fragen Sie Ihren Hausarzt, welches Präparat er für Ihren Urlaubsort empfehlen würde
- Schleimlöser (Tropfen, Tabletten oder Brausetabletten), z. B. Soledum (Kps.), Pulmicret, NAC, Ambroxol

Zur Therapie einer Insektenstich- oder schweren Nahrungsmittelallergie

- Cortisontabletten, z. B. Decortin,
- Antihistaminika-Tabletten, z. B. Fenistil
- Adrenalin (plus Cortisontabletten plus Antihistaminika; Tbl., s. o.), z. B. Epinephrin zur Selbstinjektion, z. B. Fastjekt
- Calcium-Brausetabletten, z. B. Calcium forte Sandoz (1000 mg Brausetabletten)

Bei Neigung zu schwergradigen eitrigen Infekten sprechen Sie mit Ihrem Arzt über die Möglichkeit, Ihnen ein geeignetes Antibiotikum zu verschreiben, um Arztbesuche im Urlaub zu vermeiden. Besteht eine Allergie, sollten Sie auch an Antiallergika denken. Falls Sie (z. B. durch einen Insektenstich) bereits einmal einen allergischen Schock erlitten haben, sollten Sie zusätzlich eine »Schockapotheke« einpacken.

Asthma und Schwangerschaft

Etwa 4 % aller Schwangerschaften werden durch Asthma kompliziert. Unkontrolliertes Asthma gefährdet jede Schwangerschaft. Zu den Folgen zählen Frühgeburten, vermindertes Geburtsgewicht, Präeklampsie (mit Hochdruck und Nierenerkrankung einhergehende Erkrankung der Schwangeren) sowie erhöhte Sterblichkeit der Ungeborenen.

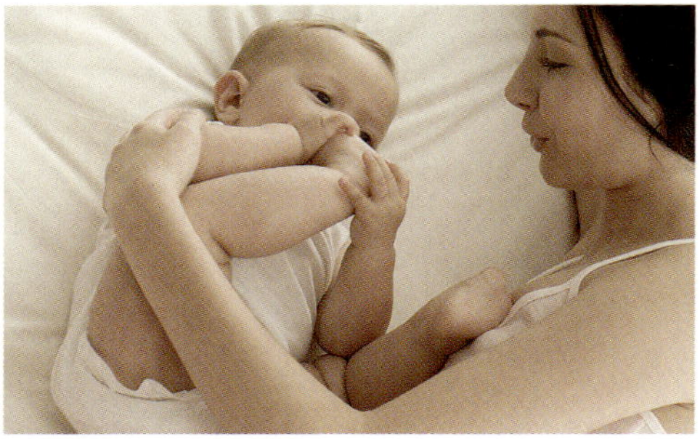

▲ Während einer Schwangerschaft ist die Asthmakontrolle besonders wichtig.

Der Verlauf von Asthma während der Schwangerschaft ist nicht vorhersehbar. Bei manchen Frauen bleibt das Asthma unverändert, bei anderen bessert oder verschlechtert es sich. Möglicherweise sind hormonelle und/oder psychische Umstellungen innerhalb der Schwangerschaft die Ursache. Wichtig sind nicht nur die Asthmakontrolle mittels medikamentöser Therapie, sondern auch regelmäßige Atemübungen, da das Zwerchfell im Lauf der Schwangerschaft zunehmend nach oben gedrängt wird.

Auslösende Asthmafaktoren sollten Sie unbedingt meiden, um Ihren Medikamentenbedarf so niedrig wie möglich zu halten. Durch die Therapie muss gewährleistet sein, dass das Asthma stabil ist und kein Sauerstoffmangel auftritt. Ihre Lungenfunktionswerte sollten zumindest im unteren Normbereich liegen. Messen Sie daher regelmäßig Ihren Peak-Flow. Riskieren Sie durch eine zu vorsichtige Therapie einen Asthmaanfall, besteht aufgrund des Sauerstoffmangels Lebensgefahr für Ihr Kind und in den ersten drei Schwangerschaftsmonaten zusätzlich das Risiko für Missbildungen!

Wichtig

Grundsätzlich sollten Sie während der Schwangerschaft vor der Einnahme von Medikamenten Rücksprache mit Ihrem Hausarzt oder Ihrem Gynäkologen halten.

Die Asthmamedikamente sollten Sie vorzugsweise in inhalativer Form einnehmen. Gegen inhalative Steroide und Beta-2-Mimetika gibt es auch in den ersten Schwangerschaftsmonaten keine Bedenken. In den meisten Fällen kann die Asthmatherapie während der gesamten Schwangerschaft unverändert fortgeführt werden.

Wenn eine Operation ansteht

Jede Operation birgt ein Risiko, das sich bei Asthmatikern durch die Überempfindlichkeit der Atemwege noch erhöht. Der behandelnde Chirurg sowie der Narkosearzt (Anästhesist) sollten vor der Operation darüber informiert werden, dass Asthma vorliegt. Sprechen Sie gegebenenfalls zusätzlich mit Ihrem Hausarzt, damit dieser den Chirurgen und den Anästhesisten über die Schwere Ihres Asthmas informiert.

Bei Vollnarkosen wird oft ein Gummischlauch (Tubus) in die Luftröhre geschoben, um die Beatmung durchzuführen bzw. eine freie Atmung zu gewährleisten. Unter Umständen muss Ihnen der Narkosearzt direkt vor der Operation eine Cortison- und/oder Theophyllinspritze geben.

Achten Sie darauf, dass Ihr Asthma zum Zeitpunkt der Operation stabil ist und Sie keinen Infekt der Atemwege haben. Bei Beschwerden sollten Sie Ihrem Hausarzt Ihr Peak-Flow-Protokoll und das Tagebuch zeigen.

Wichtig

Bitte vergessen Sie nicht, die Asthmatherapie direkt vor und nach der Operation unverändert fortzusetzen.

Asthma im Alter

Die Sterblichkeitsrate bei Asthma ist im Alter über 55 Jahre am höchsten. Dies erklärt sich durch den Umstand, dass ältere Menschen oft weitere Erkrankungen haben, die ihr Asthma komplizieren können. In diesen Fällen ist besonders darauf zu achten, dass sich die verordneten Medikamente gegenseitig nicht verstärken bzw. abschwächen oder die Beschwerden anderer Erkrankungen nicht intensivieren.

Auch für ältere Menschen gilt, dass sie ihren täglichen Aufgaben ebenso wie Sport und Hobbys weitgehend uneingeschränkt nachgehen sollten.

Besondere Vorsicht ist wegen möglicher Unverträglichkeiten bei Betablockern (z. B. zur Blutdrucksenkung) und bei nichtsteroidalen Antirheumatika sowie bei Aspirin geboten. Theophylline können bei älteren Menschen mit Herzproblemen zu Herzrhythmusstörungen und Kaliummangel führen.

Service

Adressen, die weiterhelfen

Deutscher Allergie- und Asthmabund (DAAB) e. V.
Fliethstraße 114
41061 Mönchengladbach
Tel. 02161/81 49 40
(Beratungsstelle: 02161/102 07)
Fax: 02161/814 94 30
E-Mail: info@daab.de
Internet: www.daab.de

Arbeitsgemeinschaft Allergiekrankes Kind – Hilfen für Kinder mit Asthma, Ekzem oder Heuschnupfen (AAK) e. V.
Nassaustraße 32
35745 Herborn
Tel. 02772/928 70
Fax: 02772/92 87 48
E-Mail: aak-ev@t-online.de
Internet: www.aak.de

Deutsche Atemwegsliga e. V.
Burgstraße 12
33175 Bad Lippspringe
Tel. 05252/93 36 15
Fax: 05252/993 36 16
E-Mail:
atemwegsliga.lippspringe@t-online.de
Internet: www.atemwegsliga.de

Deutsche Hilfsorganisation Allergie und Asthma e. V. (DHAA) Bundesgeschäftsstelle
Bonusstraße 32
21079 Hamburg
Tel. 040/763 13 22
Fax: 040/763 13 39
E-Mail: dhaa-hamburg@t-online.de
Internet: www.daab-hamburg.de

Allergiker Selbsthilfe e. V. für Kinder, Jugendliche und Erwachsene mit Asthma, Neurodermitis und Allergien
Postfach 1665
65766 Kelkheim
Tel. 06195/91 06 74
Fax: 06195/91 06 74
E-Mail: allergiker-selbsthilfe@t-online.de

Allergie- und umweltkrankes Kind e. V.
Westerholter Straße 142
45892 Gelsenkirchen
Tel. 0209/305 30 oder 0209/380 90 36
Fax: 0209/380 90 37
E-Mail: AUKGE@aol.com
Internet: http://members.aol.com/AUKGE

AG Lungensport in Deutschland e. V.
c/o PCM
Wormser Straße 81
55276 Oppenheim
Tel. 06133/20 21
Internet: www.lungensport.org

Arbeitsgemeinschaft Lungensport Hamburg e. V.
Hasselmannsweg 3
22926 Ahrensburg
Tel.: 04102/45 93 92
Fax: 04102/45 93 94
E-Mail: ag-lungensport-hh@t-online.de
Internet: www.lungensport.de

ADIZ Allergie, Dokumentations- und Informationszentrum
Burgstraße
33175 Bad Lippspringe
Tel. 05252/95 45 02
Internet: www.adiz.de

Bundeszentrale für Gesundheitliche Aufklärung
Postfach 910152
51071 Köln
Tel. 0221/899 20
Internet: www.bzga.de

Deutsche Lungenstiftung e. V.
Herrenhäuser Kirchweg 5
30167 Hannover
Tel. 0511/215 51 10
Fax: 0511/215 51 13
E-Mail:
Deutsche.Lungenstiftung@t-online.de
Internet: www.lungenstiftung.de

Patientenliga Atemwegserkrankungen e. V.
Berliner Straße 84
55276 Dienheim
Tel. 06133/35 43
Fax: 06133/92 45 57
Internet:
www.patientenliga-atemwegserkrankungen.de

Internetlinks aus Deutschland

Ärztegruppe Lungenfunktionsdiagnostik: www.lufu.de

Ärzteverband Deutscher Allergologen: www.aeda.de/

Links zum Thema Allergie: www.allergielinks.de

Allergie- und umweltkrankes Kind: http://members.aol.com/AUKGE/index.html

ANEA, Asthma, Neurodermitis, Ernährung, Asthma Bronchiale – Was kann ich tun? www.asthma-bronchiale-info.de/

Deutsche Gesellschaft für Allergologie und klinische Immunologie: www.dgaki.de/

Deutsche Hilfsorganisation Allergie und Asthma: www.dhaa-hamburg.de/

Deutscher Neurodermitis Bund e.V.: www.dnb-ev.de

Deutschsprachiges Forum für Neurodermitiskranke: www.neurodermitis-forum.net

DGAI – Deutsche Gesellschaft für Allergologie und klinische Immunologie: www.dgaki.de

DGE – Deutsche Gesellschaft für Ernährung: www.dge.de

Dopingnews: www.dopingnews.de/Asthmasprays.htm

DZG – Deutsche Zöliakie-Gesellschaft: www.dzg-online.de/

Gesellschaft für Pädiatrische Allergologie und Umweltmedizin e.V.: www.gpaev.de

Gesundheitsadressen: www.apolink.de

Infoforum Schimmelpilz: www.schimmelpilz.de

Info Netzwerk Medizin 2000: www.allergietherapie.de/

Kinderumwelt/Allergien, Umwelt, Gesundheit: www.allum.de

Klinische Asthma- und Inhalationsforschung: www.allergie-umwelt.de/

Medizininfos: www.medizinfo.de

Milbenforschung: www.milbenforschung.de

Neurodermitis – Online-Ratgeber: www.neurodermitistherapie.info

Pollenallergie: www.pollenallergie.de

Rund um Asthma: Asthma, Bronchitis, Emphysem: www.rund-um-asthma.de/

Sport bei Asthma www.sportmedinfo.de/asthma-sport.htm

UBA Umweltbundesamt: Aktuelle Ozonwerte und bundesweite Ozonprognosen: www.umweltbundesamt.de/

Urlaub für Allergiker: www.urlaub-fuer-allergiker.de

Internetlinks für Yoga

Europäische Yoga-Union: www.yogaeurop.com

3HO Deutschland e.V.: www.3HO.de

B.K.S. Iyengar Yoga Vereinigung Deutschland e. V.: www.iyengar-yoga-deutschland.de

Deutsche Yogagesellschaft: www.yoga-uryoga.de

Mahindra-Institut gGmbH: www.mahindra-institut.de

Sivananda Yoga International: www.sivananda.org

Zitierte Literatur

Deutsche Atemwegsliga e. V. und Deutsche Gesellschaft für Pneumologie: Leitlinien zur Diagnostik und Therapie von Asthma, Kurzfassung. Georg Thieme Verlag 2005

J. Ring, J. Wenning: Weißbuch: Allergie in Deutschland. 2. Auflage 2004

Bücher zum Weiterlesen

Deutscher Allergie- und Asthmabund (Hrsg.): Antworten auf die 111 häufigsten Fragen zu Allergie und Asthma. Praxis-Wissen aus 25 Jahren Beratungs-Kompetenz des DAAB. TRIAS Verlag. Stuttgart 2004

Dierkesmann, Rainer; Bissinger, Sonja: Endlich durchatmen! Wirksame Atem- und Sport-Therapie bei Asthma, chronischer Bronchitis und Lungenemphysem. TRIAS Verlag. Stuttgart 2005.

Theiling, Stephan; Szczepanski, Rüdiger; Lob-Corzilius, Thomas: Der Luftikurs für Kinder mit Asthma. Ein fröhliches Lern- und Lesebuch für Kinder und ihre Eltern. TRIAS Verlag. Stuttgart 2001.

Register

Bibliografische Information der Deutschen Nationalbibliothek
Die Deutsche Nationalbibliothek verzeichnet diese Publikation in der Deutschen Nationalbibliografie; detaillierte bibliografische Daten sind im Internet über http://dnb.d-nb.de abrufbar

Programmplanung: Uta Spieldiener

Redaktion: Dipl.-Biol. Anne Bleick

Fotorecherche: Christoph Frick

Umschlaggestaltung und Layout:
Cyclus · Visuelle Kommunikation, Stuttgart

Bildnachweis:
Umschlagbild: Stock
Fotos im Innenteil:
S. 2 Autoren; S. 10/11, 116/117, 119, 141 Pixland; S. 16, 152 Photo Alto; S. 19, 112, 129, 143 Photo Disc; S. 22 unten Prof. K. Morgenroth; S. 27 Dr. G. Jelke; S. 28/29 Digital Vision; S. 33 Fa. Jaeger; S. 35, 38, 97 Dr. Schmoller; S. 98 Astra Zeneca; S. 37 Aerocrine AG; S. 46/47, 58, 79, 120, 128 creativ collection; S. 60/61, 147 Corel Stock; S. 111, 144 Jupiter Images; S. 122 Kirschner; S. 132 Eye of Science; S. 146 Klosterfrau; S. 148 stockbyt; S. 150 MEV

Die abgebildeten Personen haben in keiner Weise etwas mit der Krankheit zu tun.

Zeichnungen: Christiane von Solodkoff

Wichtiger Hinweis:
Wie jede Wissenschaft ist die Medizin ständigen Entwicklungen unterworfen. Forschung und klinische Erfahrung erweitern unsere Erkenntnisse, insbesondere was Behandlung und medikamentöse Therapie anbelangt. Soweit in diesem Werk eine Dosierung oder eine Applikation erwähnt wird, darf der Leser zwar darauf vertrauen, dass Autoren und Verlag große Sorgfalt darauf verwandt haben, dass diese Angabe dem **Wissensstand bei Fertigstellung des Werkes** entspricht.
Die Ratschläge und Empfehlungen dieses Buches wurden vom Autor und Verlag nach bestem Wissen und Gewissen erarbeitet und sorgfältig geprüft. Dennoch kann eine Garantie nicht übernommen werden. Eine Haftung des Autors, des Verlages oder seiner Beauftragten für Personen-, Sach- oder Vermögensschäden ist ausgeschlossen.

1. Auflage

Printed in Germany

Satz: Fotosatz H. Buck, Kumhausen
gesetzt in QuarkXPress 4.1
Druck: Westermann Druck Zwickau GmbH

Gedruckt auf chlorfrei gebleichtem Papier

ISBN 978-3-8304-3377-4 1 2 3 4 5 6